腰椎椎間板ヘルニア

診療ガイドライン 2021

改訂第3版

監修

日本整形外科学会
日本脊椎脊髄病学会

編集

日本整形外科学会診療ガイドライン委員会
腰椎椎間板ヘルニア診療ガイドライン策定委員会

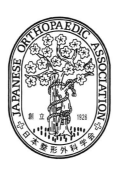

南江堂

腰椎椎間板ヘルニア診療ガイドライン 2021（改訂第 3 版）策定組織

監 修
　日本整形外科学会
　日本脊椎脊髄病学会

編 集
　日本整形外科学会診療ガイドライン委員会
　腰椎椎間板ヘルニア診療ガイドライン策定委員会

診療ガイドライン 2021（第 3 版）策定組織

＜日本整形外科学会＞
理事長	松本　守雄	慶應義塾大学 教授

＜日本脊椎脊髄病学会＞
理事長	松山　幸弘	浜松医科大学 教授

＜日本整形外科学会診療ガイドライン委員会＞
担当理事	山下　敏彦	札幌医科大学 教授
委員長	石橋　恭之	弘前大学 教授
アドバイザー	吉田　雅博	国際医療福祉大学 教授，日本医療機能評価機構 客員研究主幹

＜腰椎椎間板ヘルニア診療ガイドライン策定委員会＞
委員長	波呂　浩孝	山梨大学 教授
委員	井上　玄	北里大学 診療教授
	江幡　重人	国際医療福祉大学 教授
	大場　哲郎	山梨大学 学部内講師
	海渡　貴司	大阪大学 講師
	小森　博達	横浜市立みなと赤十字病院 副院長
	酒井　大輔	東海大学 准教授
	酒井　紀典	徳島大学 特任教授
	志賀　康浩	千葉大学 特任准教授
	鈴木　秀典	山口大学 講師
	関　庄二	富山大学 講師
	豊田　宏光	大阪市立大学 准教授
	大和　雄	浜松医科大学 特任准教授
	渡邉　和之	福島県立医科大学 准教授
作成方法論担当委員	吉田　雅博	国際医療福祉大学 教授，日本医療機能評価機構 客員研究主幹

日本整形外科学会診療ガイドライン改訂にあたって

　診療ガイドラインとは，「医療者と患者が特定の臨床状況において，適切な診療の意思決定を行うことを支援する目的で系統的に作成された文章」である．わが国では，厚生省（当時）の医療技術評価推進検討会（1998～1999年）の報告書を踏まえて，科学的根拠に基づく医療（evidence-based medicine：EBM）を普及させるためのひとつの方策として，エビデンスに基づく診療ガイドラインの策定が推進された．

　日本整形外科学会においては2002年に，運動器疾患診療におけるガイドラインの作成対象として，日常診療で遭遇する頻度の高い疾患および重要性が高いと思われる疾患の計11疾患を選定し，診療ガイドラインの作成を開始した．その後，対象とする疾患を増やし，現在までに17疾患の診療ガイドラインが出版あるいは公開され，新たに1疾患の診療ガイドラインの策定が進行している．

　診療ガイドラインの策定時には，最新のエビデンスを含めた客観性および信頼性の高い診療に資する情報が記載される．一方で，医療は日々進歩しているため診療ガイドラインはひとたび出版・公開された直後から，その内容が徐々に古くなっていく．診療ガイドラインは，最新の診断・治療そして医療制度に迅速かつ適切に対応することが求められており，またその策定方法自体も進化するため，定期的な改訂が必要である．

　日本整形外科学会では，運動器疾患診療に携わる他学会とも連携して，診療ガイドライン委員会ならびに各診療ガイドライン策定委員会の主導のもと，出版・公開された診療ガイドラインの改訂作業を順次進めてきた．本ガイドラインの改訂も，多くの先生方のご尽力により完成にいたった．本ガイドラインが整形外科診療の質のさらなる向上やEBMの実践・推進をもたらし，インフォームド・コンセントに基づく最適な治療法の選択に役立つことを祈念する．

　2021年4月

日本整形外科学会理事長

松本　守雄

運動器疾患ガイドライン策定の基本方針

2011 年 2 月 25 日

日本整形外科学会診療ガイドライン委員長

1．作成の目的

　本ガイドラインは運動器疾患の診療に従事する医師を対象とし，日本で行われる運動器疾患の診療において，より良い方法を選択するためのひとつの基準を示し，現在までに集積されたその根拠を示している．ただし，本書に記載されていない治療法が行われることを制限するものではない．主な目的を以下に列記する．

1) 運動器疾患の現時点で適切と考えられる予防・診断・治療法を示す．
2) 運動器疾患の治療成績と予後の改善を図る．
3) 施設間における治療レベルの偏りを是正し，向上を図る．
4) 効率的な治療により人的・経済的負担を軽減する．
5) 一般に公開し，医療従事者間や医療を受ける側との相互理解に役立てる．

2．作成の基本方針

1) 本ガイドラインはエビデンスに基づいた現時点における適切な予防・診断と適正な治療法の適応を示すものとする．
2) 記述は可能な限りエビデンスに基づくことを原則とするが，エビデンスに乏しい分野では，従来の治療成績や理論的な根拠に基づいて注釈をつけた上で記述してもよい．
3) 日常診療における推奨すべき予防・診断と治療法をエビデンスに基づいて検証することを原則とするが，評価が定まっていない，あるいはまだ普及していないが有望な治療法について注釈をつけて記載してもよい．

3．ガイドラインの利用

1) 運動器疾患を診療する際には，このガイドラインに準拠し適正な予防・診断・治療を行うことを推奨する．
2) 本ガイドラインは一般的な記述であり，個々のケースに短絡的に当てはめてはならない．
3) 診療方針の決定は医師および患者のインフォームド・コンセントの形成の上で行われるべきであり，特に本ガイドラインに記載のない，あるいは推奨されていない治療を行う際は十分な説明を行い，同意を得る必要がある．
4) 本ガイドラインの一部を学会方針のごとく引用し，裁判・訴訟に用いることは本ガイドラインの主旨ではない．

4．ガイドライン普及のための工夫

1) 本ガイドラインは書籍として出版する．
2) 本ガイドラインは関係各ホームページに掲載する．
　　例）日本整形外科学会，日本医療機能評価機構（Minds），各関係学会・研究会

5．改　訂

　本ガイドラインは，運動器疾患診療の新たなエビデンスの蓄積に伴い随時改訂を行う．

改訂第3版の序

　『腰椎椎間板ヘルニア診療ガイドライン』は2005年に初版が刊行され，2011年の第2版に続き，今回の改訂で第3版となります．日本整形外科学会診療ガイドライン委員会において腰椎椎間板ヘルニア診療ガイドライン策定委員会の設立が決定され，本委員会は日本脊椎脊髄病学会の支援の下に，全日本から広く14名の先生に委員に就任いただきました．私は本ガイドラインの初版策定から参加させていただく機会を得て，多くの先生にご指導いただきました．第2版までは採用論文の構造化抄録を作成し，そのエビデンスレベルを設定して，推奨度を決定するという方針でした．しかし，第3版は『Minds診療ガイドライン作成の手引き2014』と『Minds診療ガイドライン作成マニュアル2017』を基に策定することになりました．これまでのエビデンス中心の考え方だけではなく，対象となる医師や患者さん，保険適用などを考慮し，推奨は利益相反（COI）がない委員全員による会議で投票により決定しました．当初は20のBackground Question（BQ），9つのClinical Question（CQ）を用意して検討を重ねて参りましたが，審議の結果，原案のように23のBQ，4つのCQ，1つのFuture Research Question（FRQ）となりました．この過程には吉田雅博先生のご指導を仰ぎながら，多数回会議を開催し，実に多くの検討と議論がなされたことを報告いたします．途中，COVID-19感染症により作成委員は個々の医療施設で多くの困難を経験しながらも，ガイドライン作成作業を進めて参りました．多くの医師を含む医療従事者の方々が腰椎椎間板ヘルニアの診療にあたるとき，是非本ガイドラインを有効にご活用いただければ幸甚です．

　最後に，第3版の改訂作業の機会をいただいた日本整形外科学会理事長 松本守雄先生，診療ガイドライン委員会理事 山下敏彦先生，委員長 石橋恭之先生，また，日本脊椎脊髄病学会前理事長 中村博亮先生，現理事長 松山幸弘先生に深謝申し上げます．また，毎回の会議でご指導いただいた吉田雅博先生，作業に当たり細かな配慮と多くの業務の支援をいただいた国際医学情報センター 逸見麻理子様，深田名保子様，上梓にあたりご尽力いただいた南江堂枳穀智哉様に心よりお礼を申し上げます．パブリックコメントでは，日本整形外科学会，日本脊椎脊髄病学会，日本腰痛学会，日本運動器疼痛学会の会員の先生方に貴重なご意見を拝聴できたことに深謝いたします．

　本ガイドラインが腰椎椎間板ヘルニアの患者さん，そのご家族のために役立つことを切に願います．

2021年4月

日本整形外科学会
腰椎椎間板ヘルニア診療ガイドライン策定委員会
委員長　**波呂　浩孝**

第 2 版発行時の編集

監　修
　日本整形外科学会
　日本脊椎脊髄病学会

編　集
　日本整形外科学会診療ガイドライン委員会
　腰椎椎間板ヘルニア診療ガイドライン策定委員会

診療ガイドライン（第 2 版）策定組織
　＜日本整形外科学会＞
　　理事長　　　　岩本幸英
　＜日本整形外科学会診療ガイドライン委員会＞
　　担当理事　　　松本忠美
　　委員長　　　　金谷文則
　＜腰椎椎間板ヘルニア診療ガイドライン策定委員会＞
　　委員長　　　　宮本雅史
　　委員　　　　　青田洋一　　元文芳和　　小森博達　　竹下克志　　東　永廉　　豊根知明
　　　　　　　　　野原　裕　　波呂浩孝　　米澤郁穂
　＜アブストラクト作成担当＞（五十音順）
　　上杉昌章　　加藤慎也　　河井卓也　　中村直行

改訂第 2 版の序

　2005 年 6 月に腰椎椎間板ヘルニアの診療ガイドラインが刊行されて以来すでに 6 年の歳月が経過した．その間には発症に関する遺伝的要因の研究，内視鏡手術の発展，保存的治療と外科的治療の予後の比較についてなど新しい研究結果が報告されるなか，改訂版作成の必要性が求められてきた．日本整形外科学会診療ガイドライン委員会のもとに腰椎椎間板ヘルニアガイドライン策定委員会が設けられ，日本脊椎脊髄病学会の全面的な支援のもとに 2008 年 5 月から活動を開始した．

　委員会の組織は流れを引き継ぐ形で小森博達先生と私がメンバーとして参加した．多くの時間を共有して作業を進める必要があることから委員は関東地方から選出することとし，本疾患の診療，研究に精通した委員構成とした．改訂のコンセプトは，臨床一般医を対象として本疾患の概念や診療に必要な事項を理解しやすいように平易に表現するものとし，専門に偏りすぎないように配慮した．推奨グレードの定義は初版を継承する方針とし，クリニカルクエスチョンは検索された論文を吟味した結果から一部を整理し，一部を新設した．章担当者は採用された論文を加えて設問に対する回答を再検討し，推奨と解説文に修正を加えた．委員全員で繰り返し読み直し，内容を推敲した．誠に多くの時間を費やして作成にかかわっていただいた委員全員に心よりの感謝を申し上げる次第である．

　日常生活に密着した運動器の健康に国民の関心が高まるなか，腰椎椎間板ヘルニアは激しい痛みや著しい生活力の低下をきたすものとして多くの人の知るところであるが，正しい理解が十分に得られているとは言いがたいのが現状である．本ガイドラインは一般臨床医に向けて作成されており，特定の団体に利益が偏らないように細心の注意が払われている．本疾患の治療にあたる際に参考とし，正しい医療が行われるために活用していただきたいと考えている．ただし，本ガイドラインはあくまでも診断や治療における指針であり，個々の患者に短絡的に当てはめてはならない．担当医の知識と経験からそれぞれの状況に応じて適切な判断をすることが最も重要であり，この際に医師の裁量や患者個人の価値観が尊重されることが前提である．また，診療の実践内容を否定するための材料として使用すべきでなく，医療提供者の活動を拡大したり，制限したりする目的で使用してはならない．

2011 年 5 月

日本整形外科学会
腰椎椎間板ヘルニア診療ガイドライン策定委員会
委員長　**宮本　雅史**

初版発行時の編集

編　集
- ●日本整形外科学会診療ガイドライン委員会
  腰椎椎間板ヘルニアガイドライン策定委員会
- ●厚生労働省医療技術評価総合研究事業
  「腰椎椎間板ヘルニアのガイドライン作成」班

診療ガイドライン策定組織

＜日本整形外科学会＞

理事長　　　　　山本博司

＜日本整形外科学会診療ガイドライン委員会＞

担当理事　　　　中村耕三

委員長　　　　　四宮謙一

＜腰椎椎間板ヘルニア診療ガイドライン策定委員会＞

委員長　　　　　四宮謙一

委員　　　　　　菊地臣一　　里見和彦　　米延策雄　　戸山芳昭　　永田見生　　宮本雅史
　　　　　　　　白土　修　　持田譲治　　小森博達　　高橋和久

＜アブストラクト作成担当＞（五十音順）

青木保親	浅野　聡	粟飯原孝人	安藤則行	石田隆司	稲富健司郎	植田尊善
大川　淳	大田秀樹	男澤朝行	織田　格	加治浩三	角家　健	金山雅弘
鎌田修博	川端茂徳	元文芳和	小西宏昭	小森博達	今野俊介	佐藤公昭
佐藤栄修	鮫田寛明	重信恵一	芝　啓一郎	上金伸一	新保　純	神保幸太郎
関川敏彦	高橋和久	高橋　誠	高柳建志	出沢　明	東　永廉	豊根知明
永田見生	中村伸一郎	野村　武	朴　珍守	橋本友幸	波呂浩孝	百町貴彦
平林　茂	三村雅也	宮本雅史	持田譲治	森　英治	森永達夫	柳橋　寧
山縣正庸	山口　潔	山田　圭	弓削　至	吉本　尚	米　和徳	若林　健
若林良明	渡辺雅彦					

厚生労働省医療技術評価総合研究事業

◆平成 15 年度　腰椎椎間板ヘルニアのガイドライン作成

四宮謙一（主任研究者）　米延策雄　　戸山芳昭　　白土　修　　菊地臣一　　宗田　大
伊藤博元　　里見和彦

◆平成 15 年度　腰椎椎間板ヘルニアのガイドライン作成

四宮謙一（主任研究者）　伊藤博元　　戸山芳昭　　里見和彦　　菊地臣一　　宗田　大
永田見生　　持田譲治　　米延策雄　　高橋和久　　白土　修　　小森博達

◆平成 16 年度　整形外科領域ガイドラインの電子化，並びに活用・評価に関する研究

四宮謙一（主任研究者）　里見和彦　　松下　隆　　小森博達　　米延策雄

日本整形外科学会診療ガイドライン刊行にあたって

戦後半世紀を超え，物心両面において豊饒の時代を迎えたわが国においては，「少しでも良い医療を受けたい」という国民の意識は次第に高まりを見せている．整形外科専門医は，国民の期待に応えられるよう，進んだ診療情報をいち早く共有して，治療成績の「ばらつき」を少なくし，質の良い診療を提供できるよう努めなければならない．

そこで，整形外科診療において日常診療で頻繁に遭遇する疾患や重要度が高いと考えられる11の疾患を選び，科学論文のエビデンスに基づいた診療ガイドラインの作成を平成14年度にスタートさせた．整形外科疾患の診療が周辺への拡散傾向が憂慮されている時期に日本整形外科学会主導でこのようなガイドラインを作成することに意義があると思われたからである．勿論，臨床の場においては，科学的根拠に限りがあるので，専門家の広いコンセンサスに基づいた記述も加えさせて頂いている．

診療は，それぞれの患者に応じてきめ細やかに行うテイラーメイドメディシンが基本であるが，推奨度別のエビデンスに基づいた情報を参考にしながら，医師が患者と対話をし，診断法や治療法を選択する際のガイドとして本書を活用して頂きたい．ガイドラインは医師と患者の間だけでなく，プライマリケア医と専門医間の連携を深める橋渡しにもなると思われる．

今回，11の疾患のうち「腰椎椎間板ヘルニア」，「頚椎症性脊髄症」，「大腿骨頚部／転子部骨折」，「軟部腫瘍診断」，「頚椎後縦靱帯骨化症」の5疾患について，日本整形外科学会の診療ガイドラインが出版されることになったが，今後も臨床研究の新しい進歩を取り入れ，利用者のご要望やご批判を伺いながら，適切な時期に本書の見直しを行う必要があると思われる．これまで本書の出版に向けて，大変な作業を続けてこられた日本整形外科学会や関連学会の委員会，査読委員の多くの方々の情熱と労力に改めて御礼を申し上げたい．

本書が，医師と患者の方々との信頼を深め，より良い整形外科診療のためのガイドブックとして役立つことを心より願うものである．

2005年4月

日本整形外科学会理事長

山本　博司

初版の序

　日本整形外科学会は事業の一環として，整形外科疾患の診療ガイドラインの作成を平成14年度から開始した．今回，3年の歳月を要し本診療ガイドラインが完成した．

　一般的に診療ガイドラインとは質の高い新しい情報に基づいて医療を提供するのに役立つ素材であり，患者と主治医がより良い解決策を探って行こうとするときに，その手引きとして傍らに置いておく資料である．今日，診療ガイドラインを出版するにあたり，診療ガイドラインを個々の患者に短絡的に当てはめてはならないことをまず強調したい．

　本診療ガイドラインは，広範囲な科学論文の検索から，疾患の専門医たちによる厳密な査読をおこない，信頼性と有益性を評価したうえで作成された．論文のエビデンスを根拠とする推奨レベルには特に多くの議論を費やした．その結果，当初，推奨度はAの「強く推奨する」からDの「推奨しない」の4段階としていたが，項目によっては科学的論文数が不十分であったり，結論の一致を見ない項目があるために，その推奨レベルとして（I）レベル「（I）：委員会の審査基準を満たすエビデンスがない，あるいは複数のエビデンスがあるが結論が一様でない」を新たに追加した．このような項目に関しては，整形外科専門家集団としての委員会案をできるだけその項目中に示すように努力した．

　さらにこの診療ガイドライン作成中に，文献上認められる診断名の定義が統一されたものではないことに気づいた．このために策定委員会として診断基準を提示する必要があると考えて策定委員会案を前文に示した．また，診断方法も一定した基準がない現状を考えて，多くの医師が利用できるように，策定委員会案として診断の章に診断手順を示した．

　近年の医学の進歩に伴い，従来からおこなわれてきた治療法は今後劇的に変化する可能性がある一方で，種々の治療法が科学的根拠に基づくことなく選択されている．さらにわが国ではさまざまな民間療法が盛んにおこなわれており，なかには不適切な取り扱いを受けて大きな障害を残す例も認められている．このように不必要な治療法，公的に認められていない治療法，特に自然軽快か治療による改善か全く区別のつかないような治療法に多くの医療費が費やされている現状は，早急に改善されるべきと考えられる．

　今回作成された診療ガイドラインは，現在の治療体系を再認識させるとともに，有効で効率的な治療への第一歩であると考えられる．しかし，科学的な臨床研究により新たな臨床知見が出現する可能性もあり，今後定期的に改訂を試みなければならない．今回，取り上げた5疾患が頻度の高い疾病であることを鑑みれば，倫理規定を盛り込んだ前向きな臨床研究をおこなう必要を強く実感する．このように，より良い診療ガイドラインを科学的根拠に基づいて作成し続けることは，患者の利益，医学発展，医療経済の観点から日本整形外科学会の責務であると考えている．

2005年4月

日本整形外科学会
診療ガイドライン委員会委員長

四宮　謙一

目　次

前　文

はじめに

　腰椎椎間板ヘルニア診療ガイドラインは，2005年6月に初版が刊行され，その後，2011年7月に第2版が刊行され，今回は第3版の発行となる．キックオフ会議は全国の広い地域から選出された14名の委員と，日本整形外科学会事務局，国際医学情報センター，南江堂が参加し，2018年7月2日に日本整形外科学会事務局会議室で開催した．2008年1月から10年程度のMEDLINE，医学中央雑誌（医中誌），Cochraneレビューから新規論文を検索し，疫学・自然経過，病態，診断，治療，予後の5分野に分けて検討することが決定された．2018年8月11日に第1回会議を召集し，日本医療機能評価機構（Minds）から吉田雅博先生を招聘して講演をお聞きしたうえで，いよいよ作成作業に入った．

　疫学・自然経過と病態は第2版のQuestionから発展させ，それぞれ4件，5件のBackground Question（BQ）を決定した．診断は第2版では細分化していたが，今回は症候，診断学，画像診断，その他の画像と補助診断に関するBQを4件決定した．治療については，第2版刊行時より神経障害性疼痛や椎間板内治療による薬剤の出現，内視鏡手術の普及などに対応し，BQ3件，Clinical Question（CQ）4件およびFuture Research Question（FRQ）1件とし，予後は，職場やスポーツ復帰，手術成績や術後経過に影響する要因を検討し，BQ7件とした．

　多くの論文から得られた最新知見による科学的根拠に基づいた事実を，現在の日本の医療制度に反映し，医療従事者と患者の利益となるガイドラインとなるよう，作成委員で長時間をかけて多くの討論を行い作成した内容である．様々な医療現場で有効にご活用いただきたい．

1．作成組織・作成主体

A．作成組織

　本ガイドライン第3版は，初版，第2版と同様に，日本整形外科学会から委託され，「腰椎椎間板ヘルニア診療ガイドライン策定委員会」を組織し作成された．委員会は，委員長1名，アドバイザー1名，委員12名，および作成方法論担当委員1名の計15名で構成された．また，委員自身がシステマティックレビューを行った．

B．作成過程

1）作成方針

本ガイドラインの作成にあたっては，以下を基本方針とした．

(1) 整形外科専門医のみならず，そのほかの診療科医師および患者に利益となる．

(2) 臨床医が実臨床で使用しやすいガイドラインを目指す．

(3) 日本の臨床の実情に合致する．

(4) 腰椎椎間板ヘルニアの診断基準は，初版で提唱した基準を踏襲する．

(5) 腰椎椎間板ヘルニアを対象とした論文を採用する．坐骨神経痛を対象にした論文は，脊柱管狭窄を合併していない研究を採用する．椎間板変性の論文は参考にする．

2）使用上の注意

本版は各文献を CQ，アウトカムに応じて横断的に評価し，エビデンスの総体を決定したため，前版のような各文献のエビデンスレベルでは評価していない．しかし，エビデンス総体の決定に際し，RCT（randomized controlled trial）のような介入研究が存在するアウトカムに関するエビデンス総体の強さは初期評価 A とし，観察研究しか存在しないアウトカムに関するエビデンスの強さは初期評価 C としたうえで，各バイアスリスクに応じて評価を上げたり下げたりするという作業を行った．

3）利益相反
a．利益相反の申告

ガイドライン策定委員会全員の自己申告により COI（conflict of interest：利益相反）の状況（2015年度から 2017 年度）を確認した．COI は，アカデミック COI と経済的 COI に大別される．担当理事およびいずれの委員においても Clinical Question に対する推奨文に直接かかわる申告された企業はなかった（経済的 COI なし）．推奨度決定の投票の際には，各委員のアカデミック COI も考慮した．

b．利益相反への対策

意見の偏りを最小限にする目的で，すべての推奨決定は各章の担当者ではなく，委員会全員の投票とし，全体のコンセンサスを重視した．

4）作成資金

ガイドラインの作成に要した資金は，すべて日本整形外科学会により拠出されたものであり，その他の組織，企業からの支援は一切受けていない．

5）組織編成
p. ⅱに示した．

2. 作成工程

本ガイドラインは，『Minds 診療ガイドライン作成の手引き 2014』に則って作成された．『手引き 2014』は Minds 内の医療情報サービス事業が国際的に現時点で公開されている GRADE（the Grading of Recommendations Assessment, Development and Evaluation）system，the Cochrane Collaboration，AHRQ（Agency for Healthcare Research and Quality），Oxford EBM Center ほかが提案する方法を参考に，本邦において望ましいと考えられる方法を提案した手引きである．このなかでは，「エビデンス総体（body of evidence）」の重要性が強調されている．診療ガイドラインの作成にあたっては，システマティックレビューによって研究論文などのエビデンスを系統的な方法で収集し，採用されたエビデンスの全体をエビデンス総体として評価し統合することが求められる．また，同様に「益と害（benefit and harm）のバランス」の重要性も強調されている．診療ガイドラインでは，ある臨床状況で選択される可能性がある複数の介入方法（診断，治療，予防など）を比較して，最善と考えられる方法を推奨するが，その際に，介入の有効性と同等に，介入がもたらす有害な事象にも注意を払い，介入の益と害との差，すなわち"有用性"を強調したものである．患者にとっての不利益としては，害としての患者アウトカムのほかに，費用負担の増加や身体的あるいは精神的な負担なども考慮された．

具体的な作成工程は以下のごとくである．
①作成目的の明確化
②作成主体の決定
③事務局・診療ガイドライン作成組織の編成
④スコープ作成
⑤システマティックレビュー
⑥推奨作成
⑦診療ガイドライン草案作成
⑧外部評価・パブリックコメント募集
⑨公開
診療ガイドラインの公開後には，普及・導入・評価を行う．

A．スコープ
1）疾患トピックの基本的特徴
a．臨床的特徴
腰椎椎間板ヘルニアは下肢への放散痛や腰痛を伴う激痛で突然に発症することが多い．症候性の腰椎椎間板ヘルニアは60％以上の症例において画像上で退縮変化がみられ，これに沿って症状も軽快する．

b．疫学的特徴
有病率は約1％であり，L4/5およびL5/Sの腰椎椎間に好発する．また，20〜40歳代の男性に多い．保存的治療後に手術的治療となるのは20〜50％程度である．遺伝的，環境的背景がみられる．

c．疾患トピックの診療の全体的な流れ
診断は，症状，神経学的所見，MRIを中心とした画像所見を用い，総合的に行う．急性期には保存的治療が基本であり，投薬，ブロック，理学療法が実施される．しかし，保存的治療無効例や重篤，進行性の運動麻痺，馬尾障害が出現した場合には手術的治療が実施される．

2）診療ガイドラインがカバーする内容に関する事項
治療において，薬物治療，硬膜外副腎皮質ステロイド薬注入療法，理学療法や代替療法，手術的治療と保存的治療の比較，推奨すべき手術的治療についてCQを設定した．そのほかは，BQとして解説した．

3）システマティックレビューに関する事項
a．文献検索と結果 （表1〜3）
今回の改訂作業においては検索式を用いて，2008年1月1日から2019年10月24日の範囲を検索し，MEDLINEで4,234論文，Cochraneで954論文，医中誌で1,288論文が抽出された．さらに一次選択では以下の除外基準と採用基準を設定した．
(1) 除外基準：抄録のない文献，学会抄録，communication．タイトルに腰椎椎間板ヘルニア（lumbar disk herniationあるいはlumbar herniated nucleus，lumbar disc herniation，lumbar discectomy，lumbar herniotomy）を含まない文献．
(2) 採用基準：① RCT（症例数50例以上），②観察研究（症例数100例以上），③症例集積研究（症例数500例以上），④システマティックレビュー，メタアナリシス，⑤ Cochrane Database of Systematic Reviews（CDSR）が存在するもの，⑥和文はRCT以上，とした．

表1　検索式（Cochrane）（検索期間：2008年1月～2018年10月24日）

ID	Search
#1	[mh ^"INTERVERTEBRAL DISC DISPLACEMENT"]
#2	(INTERVERTEBR* or INTRAVERTEBR* or (INTER or INTRA) next VERTEBR*) near/2 (DISK or DISC) near/2 DISPLACE*
#3	(HERNIA* or PROLAPS* or SLIPP* or SLID*) near/2 (DISK or DISC)
#4	HERNIA* near/2 NUCLE* next PULPOS*
#5	HERNIA*
#6	[mh ^"INTERVERTEBRAL DISC CHEMOLYSIS"] or [mh ^CHYMOPAPAIN] or [mh "INTERVERTEBRAL DISC"]
#7	#5 and #6
#8	DISK or DISC
#9	[mh "SPINAL DISEASES"] or [mh SPINE]
#10	[mh ^RADICULOPATHY]
#11	[mh ^SCIATICA]
#12	[mh ^"LOW BACK PAIN"]
#13	#8 and #9 and (#10 or #11 or #12)
#14	[mh ^"LUMBAR VERTEBRAE"]
#15	LUMBAR*
#16	#1 or #2 or #3 or #4 or #7 or #13
#17	#16 and #14
#18	#16 and #15
#19	#17 or #18

　一次選択で911論文が採用された．さらに，BQ 14，BQ 15，BQ 16については文献検索を行うが，教科書の記述も考慮して作成した．構造化抄録作成作業では，1,131論文から593論文を採択し，最終採択文献は296論文であった．また，ハンドサーチによる追加文献は31論文であった（表4）．

　b．構造化抄録の作成と文献の評価（図1）

　ガイドライン策定委員会委員によって構造化抄録を作成し，論文の評価を実施した．その際，構造化抄録のフォームを使用し作成した．各担当委員が設定したアウトカムについて記載のある論文を採択しレビューの記載とメタアナリシスを行った．

　c．エビデンスの強さ・推奨の強さ

　ひとつのCQに対して収集し選択したすべての論文を，アウトカムごとに横断的に評価し表5に従ってバイアスリスク，非直接性，非一貫性，不精確，出版バイアスなどを評価して「エビデンス総体」を決定した．エビデンス総体のエビデンスの強さの評価と定義は表6に従って決定した．この後，各CQに対する推奨文を作成し推奨の強さは表7の定義に従い，委員会メンバーによる投票（GRADE grid）により決定した．推奨の強さは，エビデンスの強さに加えて，益と害のバランスを参考にして決定した．益と害のバランスでは，益が害を上回るか評価したうえで，負担，費用も合わせて，益と不利益（害，負担，費用）のバランスを考慮した．さらに，患者の価値観や希望，費用対効果についてもできる限り検討した．投票では，投票者の7割以上の同意の集約をもって全体の意見（推奨決定）としたが，7割以上の同意が得られなかった場合は，投票結果を示したうえで十分な討論を行ったのち，再投票を行った．

表2 検索式（MEDLINE）（検索期間：2008 年 1 月～ 2018 年 10 月 24 日）

ID	Search
L1	S INTERVERTEBRAL DISC DISPLACEMENT/CT
L2	S (INTERVERTEBR? OR INTRAVERTEBR? OR (INTER OR INTRA)(W)VERTEBR?)(2A)(DISK OR DISC)(2A)DISPLACE?
L3	S (HERNIA? OR PROLAPS? OR SLIPP? OR SLID?)(2A)(DISK OR DISC)
L4	S HERNIA?(2A)NUCLE?(W)PULPOS?
L5	S HERNIA?
L6	S INTERVERTEBRAL DISC CHEMOLYSIS/CT OR CHYMOPAPAIN/CT OR INTERVERTEBRAL DISC+NT/CT
L7	S L5 AND L6
L8	S DISK OR DISC
L9	S SPINAL DISEASES+NT/CT OR SPINE+NT/CT
L10	S RADICULOPATHY/CT
L11	S SCIATICA/CT
L12	S LOW BACK PAIN/CT
L13	S L8 AND L9 AND (L10 OR L11 OR L12)
L14	S LUMBAR VERTEBRAE/CT
L15	S LUMBAR?
L16	S L1 OR L2 OR L3 OR L4 OR L7 OR L13
L17	S L16 AND L14
L18	S L16 AND L15
L19	S L17 OR L18
L20	S L19 NOT EPUB?/FS AND 20080101-20181022/UP AND 2007-2019/PY
L21	S L20/HUMAN OR (L20 NOT ANIMALS+NT/CT)
L22	S L21/ENG OR (L21 AND JAPANESE/LA)

表3 検索式（医中誌）（検索期間：2008 年 1 月～ 2018 年 10 月 24 日）

ID	Search
＃1	((椎間板ヘルニア /TH or 椎間板ヘルニア /AL) and (腰椎 /TH or 腰椎 /AL)) or ((椎間板ヘルニア / TH or 椎間板ヘルニア /AL) not ((頸椎 /TH or 頸椎 /AL) or (胸椎 /TH or 胸椎 /AL)))
＃2	#1 and (PT＝ 原著論文 and IDAT=2008/1/1:2018/10/22 and DT=2007:2019)

表 4　文献推移数

No	章	CQ	文献検索（期間：2008年1月1日〜2019年10月24日）			一次選択作業				構造化抄録作成作業（CQ間の重複を含む）				
			MEDLINE	Cochrane	医中誌	対象文献（※1）	採択（※2）	除外	採択文献だったが，本文が日本語／英語以外の文献やジャーナルが存在しない文献のため除外した件数	対象文献	採択（構造化抄録作成文献数）（※2）	除外	最終採択文献数（本文引用文献数）	ハンドサーチによる追加文献（※3）
01		BQ 1	4,234	954	1,288	5,934	911	4,972	51	25	15	10	8	
02	1	BQ 2								11	8	3	8	
03		BQ 3								3	2	1	8	
04		BQ 4								5	3	2	4	
05		BQ 5								61	35	26	9	
06		BQ 6								12	9	3	5	
07	2	BQ 7								28	20	8	10	
08		BQ 8								36	23	13	40	3
09		BQ 9								6	5	1	2	1
10		はじめに								—	—	—	1	1
11		BQ 10								13	10	3	9	2
12	3	BQ 11								16	14	2	9	2
13		BQ 12								63	41	22	11	
14		BQ 13								19	7	12	7	
15		BQ 14								31	25	6	4	3
16		BQ 15								79	28	51	2	
17		BQ 16								11	4	7	3	1
18	4	CQ 1								22	16	6	21	13
19		CQ 2								61	50	11	16	4
20		FRQ 1								59	27	32	5	1
21		CQ 3								60	53	7	7	
23		CQ 4								167	70	97	9	
24		BQ 17								57	30	27	31	
25		BQ 18								17	1	16	3	
26		BQ 19								33	9	24	9	
27	5	BQ 20								9	7	2	8	
28		BQ 21								15	0	15	16	
29		BQ 22								131	51	80	12	
30		BQ 23								87	30	57	19	
合計（Question間の重複を含む）										1,137	593	544	296	31

※1：文献検索にヒットした文献よりデータベース間の重複を除いた件数

※2：採択基準

1）現状で腰椎椎間板ヘルニアに適応を有しない薬剤を用いた坐骨神経痛に対する効果を検討した論文についても検討するが，一次選択に使用する論文の可否あるいは構造化抄録を作成する場合には，脊柱管狭窄を合併していない腰椎椎間板ヘルニアを対象とした研究を採用するようにする．

海外および国内における腰椎椎間板ヘルニアの診断はコンセンサスが得られておらず，第1版ではまず，腰椎椎間板ヘルニアの疾患基準を決定した．今回のガイドラインの作成にあたっても，この診断基準を継承し，論文の選択や推奨にあたっても腰椎椎間板ヘルニアに絞る方針とする．

2）除外基準：抄録のない文献，学会抄録，communication，タイトルに lumbar disk herniation あるいは lumbar herniated nucleus, lumbar disc herniation, lumbar discectomy, lumbar herniotomy のない文献

3）採用基準

①RCT（50例以上）

②観察研究は症例数100例以上

③症例集積研究は症例数500例以上

④システマティックレビュー，メタアナリシス

⑤Cochrane Database of Systematic Reviews（CDSR）が存在するものは，採用

⑥和文は RCT 以上

4）追加

以下については，文献検索も行うが，教科書の記述も考慮して作成する．

（1）第4章治療 BQ 14　保存的治療のコンセプト

（2）第4章治療 BQ 15　各種手術術式のコンセプト，違い

（3）第4章治療 BQ 16　（緊急）手術の適応

※3：ハンドサーチによる追加

・既存版からの引用は除く

・一次選択，二次選択作業からの復活文献は除く

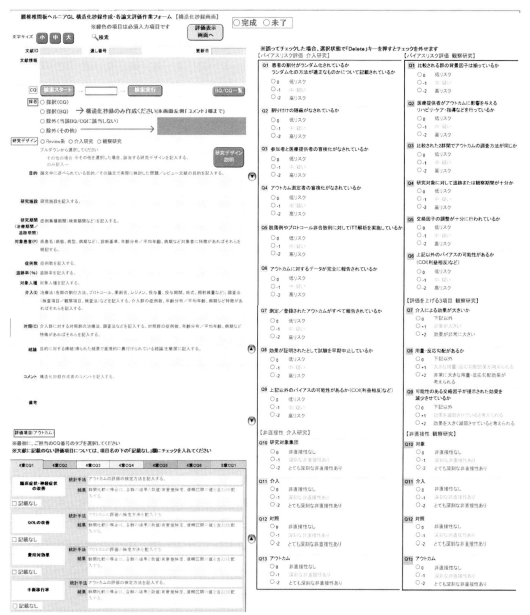

図1　構造化抄録作成フォーム

表5　エビデンス総体評価シート

腰椎椎間板ヘルニア診療ガイドライン

診療ガイドライン	腰椎椎間板ヘルニア診療ガイドライン
CQ	
対象	
介入/対照	

エビデンスの強さはRCTは"強（A）"からスタート、観察研究は弱（C）からスタート
* 各ドメインは"高（-2）"、"中/疑い（-1）"、"低（0）"の3段階
** エビデンスの強さは"強（A）"、"中（B）"、"弱（C）"、"非常に弱（D）"の4段階
***
重要性はCQ設定シートのアウトカムの重要度（1～9）をつける。CQ設定シートのアウトカムの重要度より変更となる場合は、右欄「コメント」に理由を記載する

エビデンス総体										リスク人数（アウトカム												
アウトカム	研究デザイン/研究数	バイアスリスク*	非一貫性*	不精確*	非直接性*	その他（出版バイアスなど）	上昇要因（観察研究）	対照群母分	対照群分子	対照分子（%）	介入群母分	介入群分子	介入分子（%）	効果指標種類	効果指標統合値	信頼区間	エビデンスの強さ*	重要性**	コメント

コメント（該当するセルに記入）

表6　エビデンスの強さ

☐　A（強い）：効果の推定値に強く確信がある

☐　B（中程度）：効果の推定値に中程度の確信がある

☐　C（弱い）：効果の推定値に対する確信は限定的である

☐　D（非常に弱い）：効果の推定値がほとんど確信できない

表7　推奨の強さ

☐　1（強い）：「行うこと」または「行わないこと」を推奨する

☐　2（弱い）：「行うこと」または「行わないこと」を提案する，条件付きで推奨する

4）推奨決定から最終化，導入方針まで

　本ガイドライン改訂案に対し外部評価（パブリックコメント）を募集した．いただいた総てのコメントについて個々に検討を行い，必要と考えられる修正，加筆をしたうえで，最終化を行った．なおパブリックコメントと外部評価は，以下の学会に依頼した．

・日本整形外科学会（募集期間：2020年9月16日～同10月15日）

・日本脊椎脊髄病学会（同上：2020年9月17日～同10月15日）

・日本腰痛学会（同上：2020年9月15日～同10月15日）

・日本運動器疼痛学会（同上：2020年9月15日～同10月15日）

第1章　疫学・自然経過

はじめに

　腰椎椎間板ヘルニアの疫学・自然経過については，一般住民を対象とした疫学研究が報告されておらず，有病率，男女比，罹患椎間レベルの頻度，消退・吸収までの期間などの詳細は明らかになっていない．したがって，手術例，保存的治療例，または腰痛患者といった医療機関を受診した患者を対象とした研究の結果から，腰椎椎間板ヘルニアの疫学全体を推察する必要がある．今回の改訂では，下記4つのBQを設定して文献検索を行い，新たに得られた文献を採用した．不変的な事項や新しい文献が得られなかった事項については，初版，第2版の内容を踏襲した．

　　Background Question 1　腰椎椎間板ヘルニアの疫学
　　Background Question 2　腰椎椎間板ヘルニアの自然経過（型，大きさ，画像所見，退縮・吸収までの期間）
　　Background Question 3　どの程度の患者が手術的治療にいたるのか
　　Background Question 4　腰椎椎間板ヘルニアとスポーツとの関係（予防か発症誘因か）

本章のまとめ

　本章の作成にあたり，全体で抽出された5,934件の論文のうち，一次選択で44編の論文を採択した．その後，構造化抄録を作成して文献を評価した結果から，BQ1に対して5論文を採用した．また，初版，第2版より3論文を引き続き採用した．BQ2では今回の検索結果から5編，初版・第2版より3編の計8編の論文を採用した．BQ3では，今回の検索から1編，初版・第2版から7編の論文を引き続き採用した．BQ4に対しては，新たに3編の論文を採択し，初版・第2版から1論文を採用した．

　今回の改訂で，有病率については，19歳韓国人男性で0.6%であることが明らかになった．他の報告も含めると，腰椎椎間板ヘルニアの有病率は1%前後であると考えられた．年代と性別については，20〜40歳代で，男性にやや多いという点は，初版・第2版と同様であった．ヘルニアの吸収・消退については，ヘルニアのtypeによる吸収率が新たに今回の改訂で示された．ヘルニアが吸収される時期については，今回の改訂でも明確な回答は得られなかった．手術にいたる頻度は，重症度によって，約2〜5割と各報告により幅がある．これまでの報告では，いずれも医療機関を受診した患者が対象であり，症状が軽度な未受診例や，診断にいたっていない例を含めると，腰椎椎間板ヘルニア全体に対する手術率は，より低い数値と考えられる．腰椎椎間板ヘルニアとスポーツ活動性の関係については，今回の検索でも明らかな関係性を示した論文はなく，スポーツ活動性がヘルニアの発生を誘発するとも抑制するともいえない．統一された腰椎椎間板ヘルニアの診断基準が存在しないこと，臨床所見を有する腰椎椎間板ヘルニアと画像上のみの腰椎椎間板ヘルニアとを明確に区別する必要があることなど課題は多いが，一般住民を対象とした大規模な疫学研究データが今後望まれる．

Background Question 1

腰椎椎間板ヘルニアの疫学

要約

●腰椎椎間板ヘルニアの有病率は，おおむね 1%前後である．
●好発高位は L4/5 と L5/S である．
●手術例は 20～40 歳代で，男性にやや多い．

○解説○

　腰椎椎間板ヘルニアに関する一般住民を対象とした疫学研究は，現在まで報告されていない．有病率を示した研究として，徴兵制度のために調査された全 19 歳韓国人男性 39,673 例におけるヘルニアの有病率が示されている[1]．この研究では，腰椎椎間板ヘルニアの診断書を提出した症例について，診療録と画像所見（MRI または CT）を後ろ向きに検討した．その結果，腰椎椎間板ヘルニアは 237 例（0.6%）に認められ，44.3%が単椎間，55.7%が多椎間のヘルニアであった．罹患椎間は L5/S が 40.8%，L4/5 が 50.6%，L3/4 が 6.4%，L2/3 が 1.8%，L1/2 が 0.4%と，L4/5 と L5/S が大部分であった．

　以下の報告は医療機関を受診した症例や手術症例を対象とした報告である．これらの検討では選択バイアスが存在するため，結果は参考となる．特に手術例では，保存的治療への考え方や医療制度の違いが手術適応に影響するため，施設や国によって結果が異なると考えられる．

　台湾における保険記録（99%の国民が登録）を用いた報告では，医療機関で診断を受けた腰椎椎間板ヘルニアの有病率は 1.5～2%であった[2]．また米国からの報告では，人口の約 1%，年間 280 万人が罹患していると推定している[3]．男女比，好発年齢，好発高位については，手術例の報告を参考に示す．スウェーデンの手術症例登録制度 SweSpine に 2000～2010 年の期間に登録された 15,631 例の報告では，この期間スウェーデンでは人口 10 万人あたり年間約 20 件の手術が行われていた．内訳は 44%が女性（平均年齢 45±13 歳），56%が男性（平均年齢 44±13 歳）と男性でやや多かった[4]．英国における報告では，手術を施行した 390 例を年齢で群分けして検討している．25～45 歳の若年者は 233 例（59.7%）で，うち 97%が L4/5 または L5/S 椎間のヘルニアであった．それに対して 65 歳以上の高齢者は 29 例（7.4%）で男女比は 1：1，L4/5，L5/S は 12 例（40%）のみで半数以上は上位腰椎にヘルニアが認められた[5]．また，オランダからの 1,431 例の解析では，発生高位と平均年齢の関係を示しており，L2/3 が 59.6 歳，L3/4 が 59.5 歳，L4/5 が 49.5 歳，L5/S が 44.1 歳であり，年齢の上昇とともに L4/5 より上位の腰椎椎間板ヘルニアが増加した[6]．中国における 4,695 例の検討では，13～20 歳の若年者に注目しており，ヘルニア手術例は 121 例（2.6%）であった．発生高位は L4/5 が 50.4%，L5/S が 34.7%，L4/5，L5/S の 2 椎間が 10.7%であり下位腰椎が多かった[7]．小児腰椎椎間板ヘルニアについてのナラティブレビューでは，小児の腰椎椎間板ヘルニアはまれで，全ヘルニアの 0.4～15.4%と報告されている[8]．さらに 10 歳以下の報告は，文献的には症例報告が認められるのみである．

　以上をまとめると，手術を要する腰椎椎間板ヘルニアは，男性にやや多く，L4/5 と L5/S に多く発生する．年齢については，平均年齢が 40 歳代としている報告が多く，高齢者や若年者では少ない．年齢が上がると L4/5 より上位腰椎のヘルニアが増加する．

文献

1) Kim Do-Keun, et al. Prevalence of Lumbar Disc Herniation in Adolescent Males in Seoul, Korea: Prevalence of Adolescent LDH in Seoul, Korea. Korean J Spine 2011; **8**(4): 261-266.

2) Chan Feng-Kai, et al. Physicians as well as nonphysician health care professionals in Taiwan have higher risk for lumbar herniated intervertebral disc than general population. Medicine (Baltimore) 2018; **97**(1): e9561.

3) McCulloch JA. Focus issue on lumbar disc herniation: macro- and microdiscectomy. Spine (Phila Pa 1976) 1996; **21**(24 Suppl): 45S-56S.

4) Strömqvist F, et al. Gender differences in patients scheduled for lumbar disc herniation surgery: a National Register Study including 15,631 operations. Eur Spine J 2016; **25**(1): 162-167.

5) Werndle Melissa C, et al. Acute disc herniation in the elderly. Br J Neurosurg 2012; **26**(2): 255-257.

6) Dammers R, et al. Lumbar disc herniation: level increases with age. Surg Neurol 2002; **58**(3-4): 209-212; discussion 212-213.

7) Wang Hongwei, et al. Adolescent lumbar disc herniation: experience from a large minimally invasive treatment centre for lumbar degenerative disease in Chongqing, China. Clin Neurol Neurosurg 2013; **115**(8): 1415-1419.

8) Slotkin JR, et al. Pediatric disk disease. Neurosurg Clin N Am 2007; **18**(4): 659-667.

Background Question 2

腰椎椎間板ヘルニアの自然経過（型，大きさ，画像所見，退縮・吸収までの期間）

要約

- ●症候性の腰椎椎間板ヘルニアは 60％以上の例で画像上の退縮が認められる．
- ● sequestration type と extrusion type のヘルニアは吸収されやすい．
- ●造影 MRI でリング状に造影されるヘルニアは吸収されやすい．
- ●吸収が起こる時期は不明であるが，3 ヵ月以内に吸収される例が少なくない．

○解説○

　11 編のコホート研究における保存的治療例 587 例のメタアナリシスでは，自然吸収率は 66.6％であった[1]．一方，住民を対象とした研究で，画像上認められた無症候のヘルニアを縦断的に観察した結果，4 年後では 14％が退縮，81％が不変，5％が増大していた．8 年後では 17.5％が退縮，65％が不変，12.5％が増大しており，大部分のヘルニアは大きさが変わらなかった[2]．

　ヘルニアの形態は，髄核膨隆（bulging type），髄核突出（protrusion type），髄核脱出（extrusion type），および髄核分離（sequestration type）に分類される（第 2 章参照）．ヘルニアの形態と自然経過の関係については，12 論文から 53 例の sequestration type の症例を解析した報告がある．この群では，症状は発症から平均 1.3 ヵ月で改善していた．また，画像的に平均 9.3 ヵ月でヘルニアの退縮が確認された[3]．ヘルニアの吸収についてのシステマティックレビューでは，9 論文 361例を検討しており，ヘルニアの退縮は sequestration type で 96％（52/54），extrusion type では70％（108/154），protrusion type では 41％（38/93），そして bulging type では 13％（8/60）に認められた[4]．また，完全吸収率は sequestration type で 43％（18/42），extrusion type では 15％（16/91），protrusion type では 0％（0/7），そして bulging type では 11％（3/24）であった．本邦における保存的治療を行った 77 例の検討でも，protrusion type は吸収されにくく，sequestration type は吸収されやすいと報告されている．特に矢状断で下位椎体の 1/3 を超えて脱出している例では 84％で著明な吸収またはヘルニアの消失が観察された．また，ヘルニアの吸収は 46％が 3 ヵ月以内に観察されていた[5]．韓国での 505 例の縦断研究では，平均約 1 年の経過観察で，486 例（96.2％）でヘルニアの吸収が認められ，220 例で 50％以上の退縮が認められた．extrusion type，sequestrationtype，そして最初のヘルニアが大きいほど吸収されやすいと報告されている[6]．

　造影 MRI の検討では，リング状に造影されるヘルニアは吸収されやすいと報告されている[7]．また，辺縁の造影される部分が厚いこと，ヘルニアが大きく脱出していることがヘルニアの吸収と関連があると報告されている[8]．この研究では，2 ヵ月後の MRI でヘルニアが 40％以上吸収された割合は 74 例中 28 例（37.8％）であった．

　以上から，症候性の腰椎椎間板ヘルニアは吸収されやすく，sequestration type，extrusion type，頭尾側に脱出しているヘルニア，そして大きいヘルニアはより吸収されやすい．一方，無症候性で偶発的に発見されたヘルニアは大きさが変わらない例が多く，異なる病態である可能性がある．現時点でヘルニアの吸収が始まる時期を明確にした報告はないが 2～3 ヵ月以内に著明に吸収される例があると報告されている．

文献

1）Zhong M, et al. Incidence of Spontaneous Resorption of Lumbar Disc Herniation: A Meta-Analysis. Pain Physician 2017; **20**(1): E45-E52.
2）Kjaer P, et al. Progression of lumbar disc herniations over an eight-year period in a group of adult Danes from the general population--a longitudinal MRI study using quantitative measures. BMC Musculoskelet Disord 2016; **17**: 26.
3）Macki M, et al. Spontaneous regression of sequestrated lumbar disc herniations: Literature review. Clin Neurol Neurosurg 2014; **120**: 136-41.
4）Chiu CC, et al. The probability of spontaneous regression of lumbar herniated disc: a systematic review. Clin Rehabil 2015; **29**(2): 184-195.
5）Komori H, et al. The natural history of herniated nucleus pulposus with radiculopathy. Spine (Phila Pa 1976) 1996; **21**(2): 225-229.
6）Lee J, et al. Long-Term Course to Lumbar Disc Resorption Patients and Predictive Factors Associated with Disc Resorption. Evid Based Complement Alternat Med 2017; **2017**: 2147408.
7）Komori H, et al. Contrast-enhanced magnetic resonance imaging in conservative management of lumbar disc herniation. Spine (Phila Pa 1976) 1998; **23**(1): 67-73.
8）Autio RA, et al. Determinants of spontaneous resorption of intervertebral disc herniations. Spine (Phila Pa 1976) 2006; **31**(11): 1247-1252.

Background Question 3

どの程度の患者が手術的治療にいたるのか

要約

● 手術にいたる割合は，症状や脱出形態により異なる．

● 保存的治療後に手術にいたるのは 2～5 割程度と幅があり，術前の症状の強さにある程度関係している．

○解説○

　腰椎椎間板ヘルニアでは多くの症例が自然経過ないしは保存的治療だけで改善を示すが，手術にいたる症例も認められる．ヘルニア患者のなかでどの程度の割合が手術にいたる可能性があるかを知ることは，発症直後の患者に対して病状を説明する際にも有益である．

　第 3 版作成にあたり，新たにエビデンスの高い関連論文は検出されなかった．どの程度の患者が手術的治療にいたるのかという問いに対して，第 2 版までの結果を踏襲し，保存的治療を行ったシリーズで手術にいたった患者の割合や，ランダム化比較試験（RCT）で保存的治療に割り当てられた患者のなかで手術にいたった患者の割合を参考にし，第 3 版としての結果を以下に示す．

　腰椎椎間板ヘルニアに対して手術を受けた患者は，米国では 10 万人中 50～70 例，フィンランドでは 40 例，英国では 10 例であった．スウェーデンでは 1987～1996 年の調査データは 10 万人中 24 例であり，1993 年は 32 例であったが，1999 年では 20 例と減少しており，地域や年代によって違いがある[1]．保存的治療と手術的治療とを比較した最初の RCT の報告では比較的軽症な 126 例を 2 週間の臥床の後，保存的治療と手術的治療の 2 群に分けたが，保存的治療群のうち 17 例（28％）が疼痛のために 1 年以内に手術が施行された[2]．6 週間の保存的治療が奏効しなかった患者を早期手術群と保存的治療継続群とに割り付けた RCT では，保存的治療継続群の 54％が 13 ヵ月以内に手術を受けていた[3]．また，他の同様の RCT では，保存的治療継続群の 39％が耐えがたい疼痛のため 1 年以内に手術を受けていた[4]．

　大規模研究である The Spine Patients Outocomes Research Trial（SPORT）[5, 6] では，腰椎椎間板ヘルニアで 6 週間以上の保存的治療を施行しても下肢痛が持続している 1,244 例を RCT に参加した 501 例と RCT を拒否しコホート研究に参加した 743 例とに分けて検討している．RCT 参加者は Oswestry Disability Index（ODI）の平均が 46.9 と中等度以上の症状を示していたが，保存的治療に割り振られた患者の 30％が 3 ヵ月以内に，45％が 2 年以内に手術を受けていた．RCT を拒否し保存的治療を希望した患者は ODI の平均が 35.9 と低く軽症例が多かったが，9％が 3 ヵ月以内に，22％が 2 年以内に手術を受けていた．すなわち，手術にいたる割合は患者背景によってかなり異なり幅が大きいが，症状の強さにある程度関係していると考えられる．腰椎椎間板ヘルニア切除術を受けた 194 例（女性 81 例，男性 113 例，平均年齢 38.3 ± 11.2 歳）の患者で術前の痛みの程度を検討した論文では術前の平均 ODI は 56.7，平均 VAS（cm）は 6.1 と中等度以上であった．保存的治療中でも中程度以上の痛みを持つ患者では手術が施行されている割合が高い傾向にあることを示している[7]．

　早期の手術を促した群と，2～3 週間の保存的治療を延長した 2 群を比較した報告では，手術にいたった比率は早期手術群では 69.8％であったのに対し，保存的治療延長群では 46.4％に減少した．保存的治療の継続により手術施行率が減少したのはヘルニア塊の先端が硬膜外腔に脱出して

いる non-contained type であり，後縦靱帯などによりヘルニア塊が硬膜外腔から隔絶されている contained type では変化はなかったとしており，手術にいたる頻度が脱出形態とも関連することが示されている[8]．

　以上より，腰椎椎間板ヘルニアで手術にいたる割合は，一定期間保存的治療を受けている患者のなかで2～5割程度と幅があり，症状や脱出形態により異なる．

文献

1) Jansson KA, et al. Surgery for herniation of a lumbar disc in Sweden between 1987 and 1999. An analysis of 27,576 operations. J Bone Joint Surg Br 2004; **86**(6): 841-847.
2) Weber H. Lumbar disc herniation. A controlled, prospective study with ten years of observation. Spine (Phila Pa 1976) 1983; **8**(2): 131-140.
3) Buttermann GR. Treatment of lumbar disc herniation: epidural steroid injection compared with discectomy. A prospective, randomized study. J Bone Joint Surg Am 2004; **86-A**(4): 670-679.
4) Peul WC, et al. Surgery versus prolonged conservative treatment for sciatica. N Engl J Med 2007; **356**(22): 2245-2256.
5) Weinstein JN, et al. Surgical vs nonoperative treatment for lumbar disk herniation: the Spine Patient Outcomes Research Trial (SPORT): a randomized trial. Jama 2006; **296**(20): 2441-2450.
6) Weinstein JN, et al. Surgical vs nonoperative treatment for lumbar disk herniation: the Spine Patient Outcomes Research Trial (SPORT) observational cohort. Jama 2006; **296**(20): 2451-2459.
7) Omidi-Kashani F, et al. Prevalence and severity of preoperative disabilities in Iranian patients with lumbar disc herniation. Arch Bone Jt Surg 2013; **1**(2): 78-81.
8) Nakagawa H, et al. Optimal duration of conservative treatment for lumbar disc herniation depending on the type of herniation. J Clin Neurosci 2007; **14**(2): 104-109.

Background Question 4

腰椎椎間板ヘルニアとスポーツとの関係（予防か発症誘因か）

要約

● スポーツに関しては，今のところ明らかな関係性は認められず，ヘルニアの発生を誘発するとも抑制するともいえない．

○ 解説 ○

　腰椎椎間板ヘルニア発生の危険因子として従来，種々の要因が考えられている．過去の報告から，現時点でどのような環境因子が指摘されているかを明らかにする．

　第3版作成にあたり，新たに検出された腰椎椎間板ヘルニアとスポーツとの関係に関する論文と第2版までの見解とを合わせ，以下に示す．

　主なスポーツ（野球，ソフトボール，ゴルフ，水泳，ダイビング，エアロビクス，ラケットスポーツ）についてヘルニア患者287例と年齢，性別，地域性などを一致させた同数の対照群とで比較検討したところ，ヘルニア発生については2群間に有意差はなかった[1]．また，水泳が腰椎椎間板変性に及ぼす影響を調査した論文では，平均年齢約20歳のエリート水泳選手100名とスポーツ歴のない96名を比較した結果，両グループではMRI上の椎間板変性，画像的椎間板膨隆，および腰椎椎間板ヘルニアの有病率は同等であった[2]．

　NFLのプロアメリカンフットボールプレイヤーにおいて，12シーズン（2000〜2012年）で275例の新規発症椎間板ヘルニア患者を検討した研究がある．結果は，76％が腰椎に発生し，発生高位はL5/S1が最多であった．ポジションとしては攻撃的ラインマンでの有病率，プレイ内容としてはブロックでの受傷率が最も高かった[3,4]．

　上記論文から，唯一アメリカンフットボールではポジションやプレイ内容が腰椎椎間板ヘルニアの発症に影響している可能性が示唆されていた．また，椎間板変性に関しては野球と水泳で多い傾向があるという報告であった．しかし，いずれもエビデンスが不十分であり，現段階で腰椎椎間板ヘルニア発生とスポーツとの関係があるとは断定できない．

文献

1）Mundt DJ, et al. An epidemiologic study of sports and weight lifting as possible risk factors for herniated lumbar and cervical discs. The Northeast Collaborative Group on Low Back Pain. Am J Sports Med 1993; **21**(6): 854-860.
2）Folkvardsen S, et al. Does elite swimming accelerate lumbar intervertebral disc degeneration and increase low back pain? A cross-sectional comparison. Eur Spine J 2016; **25**(9): 2849-2855.
3）Gray Benjamin L, et al. Disc herniations in the National Football League. Spine (Phila Pa 1976) 2013; **38**(22): 1934-1938.
4）Mall Nathan A, et al. Spine and axial skeleton injuries in the National Football League. Am J Sports Med 2012; **40**(8): 1755-1761.

第2章　病態

はじめに

　腰椎椎間板ヘルニアは主に椎間板の変性髄核が線維輪を穿破し，椎間板組織が脊柱管内に脱出，もしくは突出して神経の直接圧迫により腰痛や神経症状が出現したものである．これまでの組織学的な検討により，脱出した組織には変性した髄核成分だけではなく，線維輪や終板の一部を伴っていることや，自然退縮にはヘルニアへの炎症性細胞の浸潤，血管新生が関与していることが明らかにされてきた．しかし，ヘルニアの発生および自然退縮の機序についてはまだ不明な点が多い．

　Macnab らは，膨隆（protruded type），線維輪部分断裂を伴う突出（prolapsed type），線維輪完全断裂を伴う脱出（extrusion type），およびヘルニアが遊離した髄核分離（sequestrated type）の4型に分類した（Canad J Surg 1971; 14: 280-289）が，1980年に AAOS（American Academy of Orthopaedic Surgeons）による改訂で，髄核膨隆（intraspongy nuclear herniation），髄核突出（protrusion type），髄核脱出（extrusion type），および髄核分離（sequestration type）と分類された．現在ではさらに髄核脱出を後縦靱帯の穿破していない subligamentous extrusion type と後縦靱帯を穿破している transligamentous extrusion type に分け，髄核膨隆は bulging type と表現する分類が主に用いられている．

　腰椎椎間板ヘルニアの発生には，日常生活・労働環境，力学的要素，遺伝的要素など非常に多くの因子が複雑に相互作用し関与している．今回の改訂では発生機序や形態と症状の関連，退縮過程などの病態をより明確にするために，腰椎椎間板ヘルニア発生に影響する①発生機序（年齢による病態の違いを含む），②形態と臨床症状，③環境因子，④遺伝因子，⑤退縮の機序に分けて下記の Background Question（BQ）を作成した．

　　Background Question 5　腰椎椎間板ヘルニアの発生機序
　　Background Question 6　腰椎椎間板ヘルニアの大きさと臨床症状
　　Background Question 7　腰椎椎間板ヘルニアの発生に影響を与える環境因子
　　Background Question 8　腰椎椎間板ヘルニアの発生に影響を与える遺伝因子
　　Background Question 9　腰椎椎間板ヘルニア退縮の機序

　これらの病態を明らかにすることは，日常診療において治療方針決定の指針となるだけでなく，患者へ正しい説明をするために必要不可欠である．本章では腰椎椎間板ヘルニアの病態について，構造化抄録作成時に抽出された143件の文献のうち，66論文を採用してガイドラインを作成した．

本章のまとめ

　腰椎椎間板ヘルニアの発生機序については，これまでの組織学的検討に加えて年齢により発生率や発生高位が異なることから，発生要因が異なる可能性が新たに報告されている．成人と比較して，小児や高齢者では，発生頻度が少なく，加齢により発生椎間高位が上位になることが指摘されている．患者背景からみた発生リスクについても全脊椎アライメントの関与など新たな報告が散見されるものの，直接的な発生機序については未解明な部分が多い．

　腰椎椎間板ヘルニアの発生に影響を与える因子について報告が増えており，ヘリコプターのパイロットや，宇宙飛行士，医療従事者などの職業および喫煙は発生リスクになる．喫煙以外にもBMI（body mass index）や脂質代謝異常，血液の粘性などとの因果関係を示す報告があるが，これらの要因の検証やさらなる要因の探索などエビデンスの蓄積が必要である．

　遺伝的因子の関与に関しては，双生児研究や家族集積性から指摘され，様々な疾患感受性遺伝子が報告されてきた．これらのことは，腰椎椎間板ヘルニアは多因子疾患であることを裏付けている．また，近年人種間で疾患感受性遺伝子に違いがあることも指摘されている．本章では，腰椎椎間板ヘルニアの疾患感受性遺伝子および関連する痛みと関連する遺伝子についての報告を一覧表でまとめてレビューした．

　ヘルニアの自然退縮機序については，ヘルニアの画像診断でのタイプによる違いと，分子生物学的なアプローチによる報告がある．ヘルニアのタイプと退縮の関係では，extrusion type と sequestration type は bulging type と protruding type と比較して有意に自然退縮が起こりやすく，sequestration type は extrusion type より完全消失しやすいとしている．また退縮のメカニズムに関しては，血管内皮増殖因子である VEGF（vascular endothelial growth factor）によりヘルニア塊の血管新生や炎症性細胞の浸潤が起こり，マクロファージ由来のマトリックスメタロプロテアーゼ3および7の作用によりヘルニアの自然退縮を促進している可能性がある．

今後の課題

　ヘルニアの発生機序や影響を与える因子について報告は増えているものの，発生に関与する具体的なメカニズムについては不明な点が多い．前版では，若年者では腰椎椎間板ヘルニアに椎体骨端核の離解を伴うことがあること，青年期では髄核を主成分とすること，高齢者の腰椎椎間板ヘルニアでは線維輪や終板の断片が含まれることが多いことなど特徴が指摘されており，年代別の特徴をとり上げて報告していた．今回の改訂では，新たに発生機序などの分子生物学的メカニズムに言及する論文は少ないものの，年齢に伴う発生高位が指摘されつつあり，また脊柱アライメント，血液の粘性や，脂質代謝異常などの新しい概念による報告が追加された．今後新しい概念による発生メカニズムの原因についてのさらなる研究が期待される．

　遺伝的因子に関しては，多くの遺伝子領域が報告されているが，特定の単独遺伝子に起因することは考えにくい多因子疾患である以上，原因遺伝子と呼べるものはないかもしれない．遺伝因子がどのようにヘルニア発症にかかわっているかというメカニズムの解明が今後の治療の発展に役立つ可能性がある．

　退縮に関しては，これまで extrusion type と sequestration type は吸収されやすいとしているが，いまだに画像だけで完全に予測することは困難である．今後新規画像診断法など新しい概念が出てくることを期待したい．

　本章は，患者に正しい情報を提供し，発生を予防するプライマリケアの観点で大変重要である．今後ヘルニアの発生機序の解明による新たな治療薬や，退縮を促進するさらなる治療薬の開発が待たれる．

腰椎椎間板ヘルニアの発生機序

要約

●腰椎椎間板ヘルニアの発生頻度は小児期と高齢者では比較的少ない.
●高齢者では上位腰椎に, 小児では成人同様下位腰椎に発生することが多い.
●様々な患者背景が発症リスクとして報告されているが, これらが発生機序と直接関連があるかは明らかにされていない.

○解説○

腰椎椎間板ヘルニアの発生機序は不明な点も多く, 特に小児と高齢者では, その発生機序や椎間高位に違いがある可能性がある. ここでは, 年齢や患者背景による発生機序について検討する.

1. 年齢による違い

年齢により発生頻度や発生高位が異なることが明らかにされ, 年齢により発生機序が異なることが示唆されている(第1章疫学BQ 1参照). 年齢の上昇とともに, 上位の腰椎椎間板ヘルニアが好発する. 摘出したヘルニア塊の組織学的相違についての検討では, 加齢に伴いヘルニアに軟骨終板を含む症例が増加し, 60歳代の70%, 70歳以上の80%で軟骨終板を含むと報告されている[1].

2. 患者背景からみた発症リスク

ヘルニア患者の13.2%に全身関節弛緩性を認め, コントロール群の5.1%と比較して有意に併存率が高いため, 腰椎の椎間可動性が異常に大きいことが発生リスクと報告されている[2]. 椎間関節の形状が左右非対称であることが危険因子になるという報告[3]と, ならないという報告[4]がある.

154例の腰椎椎間板ヘルニア患者の発生機序を解析した研究で, 62%の症例は重量物をもつなどの受傷機転は明らかでなく自然発生であることが報告されており, 外的要因の関与は限定的なものである可能性が高い[5].

近年では, 脊椎のグローバルアライメントと腰椎椎間板ヘルニアの関与を研究した報告が散見される. 腰椎椎間板ヘルニア患者は非ヘルニア患者と比較してSS(sacral slope), PI(pelvic incidence), LL(lumbar lordosis)が小さく, TK(thoracic kyphosis), SVA(sagittal vertical axis)が大きいことが指摘されているが, これが発生機序と直接関連があるかは不明である[6,7].

分子生物学的な解析では, 腰椎椎間板ヘルニアに細菌のバイオフィルムを認めたとする報告があるものの[8,9], ヘルニアの原因が感染とするにはさらなる検討が必要である.

文献

1) Harada Y, et al. A Pathologic study of lumbar disc herniation in the eldely. Spine (Phila Pa 1976) 1989; **14**: 1020-1024.
2) Han WJ, et al. Generalized joint laxity is associated with primary occurrence and treatment outcome of lumbar disc herniation. Korean J Fam Med 2015; **36**(3): 141-145.
3) Ghandhari H, et al. Is facet tropism associated with increased risk of disc herniation in the lumbar spine? Asian Spine J 2018; **12**(3): 428-433.
4) Zhou Q, et al. Association of facet tropism and orientation with lumbar disc herniation in young patients. Neurol Sci 2018; **39**(5): 841-846.

5） Suri P, et al. Inciting events associated with lumbar disc herniation. Spine J 2010; **10**(5): 388-395.

6） Bae J, et al. Radiological analysis of upper lumbar disc herniation and spinopelvic sagittal alignment. Eur Spine J 2016; **25**(5): 1382-1388.

7） Endo K, et al. Sagittal spinal alignment in patients with lumbar disc herniation. Eur Spine J 2010; **19**(3): 435-438.

8） Albert Hanne B, et al. Does nuclear tissue infected with bacteria following disc herniations lead to Modic changes in the adjacent vertebrae? Eur Spine J 2013; **22**(4): 690-696.

9） Ohrt-Nissen S, et al. Bacterial biofilms: a possible mechanism for chronic infection in patients with lumbar disc herniation - a prospective proof-of-concept study using fluorescence in situ hybridization. APMIS 2018; **126**(5): 440-447.

Background Question 6

腰椎椎間板ヘルニアの大きさと臨床症状

要約

● 腰椎椎間板ヘルニアの大きさや形態は下肢痛や神経症状と相関することが多い．しかし，必ずしも一致するわけではない．

○ 解説 ○

　画像診断の進歩により，腰椎椎間板ヘルニアの形態は以前より明確になってきている．ここではヘルニアの形態とその臨床症状の関連について，脊柱管占拠率との関係やヘルニアの分類に基づいて検討する．

　前版では以下の論文が解説されている．今回の改訂にあたって，新たな報告は見つからなかった．

1．脊柱管占拠率と臨床症状の関係

　脊柱管に対する腰椎椎間板ヘルニアの大きさの比率を計測する方法には，CT を用いて面積比，横径×前後径の積の比，および前後径の比を用いる 3 つの方法があり，いずれの計測値も殿部・下肢痛の程度との間に高い正の相関が認められることが示された[1]．60 歳以下の腰椎椎間板ヘルニア 298 例の調査結果から，ヘルニアの脊柱管占拠率が大きくなるほど下肢の筋力低下が重篤になり，占拠率が 50% を超えると発現率は 80% になると報告されている[2]．保存的治療例 30 例の調査では，脊柱管に対する腰椎椎間板ヘルニアの大きさの比率と殿部・下肢痛の改善度に相関を認め，保存的治療の効果の指標になるとの報告がある[3]．腰椎椎間板ヘルニア 93 例の検討では，感覚障害と膀胱直腸障害はヘルニアの大きさに影響を受け，膀胱直腸障害は，中心性で硬膜管面積が小さいものに多い傾向がある．しかし下肢筋力低下や L-(腰椎)JOA スコアとヘルニアの大きさとの間には有意な相関は認められず，下肢伸展挙上テスト(SLRT)はヘルニア腫瘤の大きさよりも神経根との位置や脊柱管形態との関連が指摘されている[4]．

2．ヘルニアの分類と臨床症状の関係

　腰椎椎間板ヘルニアの分類で比較すると，extrusion type や sequestration type は protrusion type と比較して SLRT の陽性率や障害神経根領域の運動・感覚障害がより高度であると報告されている[5]．

文献

1) Thelander U, et al. Describing the size of lumbar disc herniations using computed tomography. A comparison of different size index calculations and their relation to sciatica. Spine (Phila Pa 1976) 1994; **19**(17): 1979-1984.
2) 橘田雅美ほか．腰椎椎間板ヘルニアの MRI 所見と臨床所見との相関．日腰痛研会誌 1998; **4**(1): 75-80.
3) Fagerlund MK, et al. Size of lumbar disc hernias measured using computed tomography and related to sciatic symptoms. Acta Radiol 1990; **31**(6): 555-558.
4) Edmondston SJ, et al. MRI evaluation of lumbar spine flexion and extension in asymptomatic individuals. Man Ther 2000; **5**(3): 158-164.
5) Jonsson B, et al. Clinical appearance of contained and noncontained lumbar disc herniation. J Spinal Disord 1996; **9**(1): 32-38.

Background Question 7

腰椎椎間板ヘルニアの発生に影響を与える環境因子

要約

● リスクとなる職業の報告が散見される.

● 喫煙の影響について，喫煙者はヘルニア発生のリスクが高いことが報告されている.

● ヘルニア患者と関連がある環境因子は多数報告があるが，喫煙以外に明らかな関連を示す因子は特定されていない.

○ 解説 ○

　腰椎椎間板ヘルニアは多因子疾患であり，そのなかでも環境因子は重要である. ここでは，関連のある職業や喫煙の影響，その他の因子について検討する.

1. 職業の影響について

　ヘリコプターのパイロット[1]，宇宙飛行士[2]，医師および医療従事者[3]，職業による全身振動の曝露[4]，時間の余裕がない労働環境[5] が危険因子として報告されている.

2. 喫煙の影響について

　喫煙と腰椎椎間板ヘルニアの発生の関係について，システマティックレビューによれば喫煙者の相対危険度は 1.27 で，男性も女性も共に統計学的に有意に腰椎椎間板ヘルニアのリスクが高い. 喫煙経験者よりも現喫煙者のほうがよりリスクが高く，喫煙量が多いほどよりリスクが高いとする報告がある[6].

3. その他の環境因子

　腰椎椎間板ヘルニアで手術を要した群は，年齢・性別をマッチングさせた手術を要さなかった群よりも有意に BMI が高かった[7]. また身体活動レベルが低いほど上昇する傾向にある全血粘度（whole blood viscosity）が，非ヘルニア患者と比較してヘルニア患者で有意に高かった[8]. 脂質代謝異常は，関係ありとするもの[9] となしとするもの[10] があるが，これらの因子がヘルニアの発生リスクを直接向上させるか否かは不明である.

文献

1) Knox Jeffrey B, et al. Lumbar disc herniation in military helicopter pilots vs. matched controls. Aerosp Med Hum Perform 2018; **89**(5): 442-445.

2) Belavy Daniel L, et al. Disc herniations in astronauts: What causes them, and what does it tell us about herniation on earth? Eur Spine J 2016; **25**(1): 144-154.

3) Chan FK, et al. Physicians as well as nonphysician health care professionals in Taiwan have higher risk for lumbar herniated intervertebral disc than general population. Medicine (Baltimore) 2018; **97**(1): e9561.

4) Wahlstrom J, et al. Exposure to whole-body vibration and hospitalization due to lumbar disc herniation. Int Arch Occup Environ Health 2018; **91**(6): 689-694.

5) Zhang Y, et al. Risk factors for lumbar intervertebral disc herniation in Chinese population: a case-control study. Spine (Phila Pa 1976) 2009; **34**(25): E918-E922.

6) Huang W et al. Is smoking a risk factor for lumbar disc herniation? Eur Spine J 2016; **25**(1): 168-176.

7) Schumann B, et al. Lifestyle factors and lumbar disc disease: results of a German multi-center case-control

study (EPILIFT). Arthritis Res Ther 2010; **12**(5): R193.

8) Li XS, et al. Elevated whole blood viscosity in patients with lumbar disc herniation. Clin Hemorheol Microcirc 2015; **62**(4): 291-298.

9) Zhang Y, et al. Serum lipid levels are positively correlated with lumbar disc herniation--a retrospective study of 790 Chinese patients. Lipids Health Dis 2016; **15**: 80.

10) Keser N, et al. Is there a relationship between blood lipids and lumbar disc herniation in young Turkish adults? Arch Med Sci Atheroscler Dis 2017; **2**(1): e24-e28.

Background Question 8

腰椎椎間板ヘルニアの発生に影響を与える遺伝的因子

要約

● 腰椎椎間板ヘルニアの発生には家族集積性が認められ，近年人種間での疾患感受性遺伝子の相違が報告されている．

● これまで，タイプⅨ，Ⅺコラーゲン，軟骨中間層遺伝子（CILP），トロンボスポンジン，マトリックスメタロプロテアーゼ（MMP)-9 の遺伝子の関与が報告されてきたが，近年様々な疾患感受性遺伝子が報告されている．

● 近年ヘルニアの痛みに関連する遺伝子多型の報告もある．

○ 解説 ○

　腰椎椎間板ヘルニアは特に若年性で家族集積性が高いこと，双生児研究では同時罹患が多いことが知られている．ここでは，特に腰椎椎間板ヘルニア患者（椎間板変性や狭窄症などを除外）の遺伝的背景を調べた研究結果を検討する．

1．ヘルニアの遺伝性に関して

　これまで腰椎椎間板ヘルニアにおける家族集積性を報告した論文[1〜3]があり，特に若年性腰椎椎間板ヘルニアでは家族集積性が強いと考えられている．双生児研究から，一方が腰椎椎間板ヘルニアになると他方に10倍発症リスクが上がる[4]との報告もある．近年の研究でも米国のユタ州で腰椎椎間板ヘルニア 1,264 例を調べたところ，家族集積性が示唆された[5]．

2．ヘルニアの疾患感受性遺伝子に関して

　これまで腰椎椎間板ヘルニアの疾患感受性遺伝子として軟骨や椎間板に特異的に発現するタイプⅨ，Ⅺコラーゲン（COL9A2[6]，COL9A3[7]，COL11A1[8]）や軟骨の基質を構成する遺伝子（軟骨中間層遺伝子：CILP[9]），アスポリン：ASPN[10]，細胞の移動，接着，増殖に関与するトロンボスポンジン 2：THBS2[11]），軟骨基質分解酵素（マトリックスメタロプロテアーゼ -9：MMP-9[11]）などが報告されている．過去の報告について表1にまとめる．

　日本人における検討では，椎間板にも多く発現が認められる CILP[9]，COL11A1[8] や THBS2[11] とマトリックス分解酵素である MMP-9[11] などの遺伝子が関係していると報告されてきた．近年日本人では，ヘルニア患者 862 例，対照 896 例を調査したところ，発生の過程で脊索や髄核に発現する SKT（sickle tail）遺伝子について関連があったと報告されている[12]．諸外国の報告と比べると日本人では対象患者数も多く，比較的詳細に検討されている．

　また表1に示すとおり，韓国，中国，白人など多人種からも多くの疾患感受性遺伝子が報告されており，人種間での違いや相同性なども確認されている．また近年これまでの腰椎椎間板ヘルニアの関連痛に関する疾患感受性遺伝子について表2にまとめる．これらは直接ヘルニアの発症にかかわっているわけではないが，痛みが長引く原因や，日常生活に支障をきたす原因ともなるために今回取り上げた．

　今回の改訂では腰椎椎間板ヘルニアの疾患感受性遺伝子の報告に絞ってまとめたが，腰椎椎間板ヘルニアの発症は椎間板変性[40]，脊柱管狭窄状態，彎曲異常，環境因子などの要因も関与してい

ると思われる．今後の研究により，腰椎椎間板ヘルニアの発生に明らかな影響を及ぼす遺伝子と発症メカニズムの解明が期待される．

文献

1）Richardson JK, et al. A familial predisposition toward lumbar disc injury. Spine(Phila Pa 1976) 1997; **22**(13): 1487-1492; discussion 1493.

2）Varlotta GP, et al. Familial predisposition for herniation of a lumbar disc in patients who are less than twenty-one years old. J Bone Joint Surg Am 1991; **73**(1): 124-128.

3）Matsui H, et al. Familial predisposition and clustering for juvenile lumbar disc herniation. Spine(Phila Pa 1976) 1992; **17**(11): 1323-1328.

4）Battie MC, et al. Similarities in degenerative findings on magnetic resonance images of the lumbar spines of identical twins. J Bone Joint Surg Am 1995; **77**(11): 1662-1670.

5）Patel Alpesh A, et al. Evidence for an inherited predisposition to lumbar disc disease. J Bone Joint Surg Am 2011; **93**(3): 225-229.

6）Annunen S, et al. An allele of COL9A2 associated with intervertebral disc disease. Science 1999; **285**(5426): 409-412.

7）Paassilta P, et al. Identification of a novel common genetic risk factor for lumbar disk disease. Jama 2001; **285**(14): 1843-1849.

8）Mio F, et al. A functional polymorphism in COL11A1, which encodes the alpha 1 chain of type XI collagen, is associated with susceptibility to lumbar disc herniation. Am J Hum Genet 2007; **81**(6): 1271-1277.

9）Seki S, et al. A functional SNP in CILP, encoding cartilage intermediate layer protein, is associated with susceptibility to lumbar disc disease. Nat Genet 2005; **37**(6): 607-612.

10）Song YQ, et al. Association of the asporin D14 allele with lumbar-disc degeneration in Asians. Am J Hum Genet 2008; **82**(3): 744-747.

11）Hirose Y, et al. A functional polymorphism in THBS2 that affects alternative splicing and MMP binding is associated with lumbar-disc herniation. Am J Hum Genet 2008; **82**(5): 1122-1129.

12）Karasugi T, et al. Association of the tag SNPs in the human SKT gene (KIAA1217) with lumbar disc herniation. J Bone Miner Res 2009; **24**(9): 1537-1543.

13）Eser B, et al. Association of the polymorphisms of vitamin D receptor and aggrecan genes with degenerative disc disease. Genet Test Mol Biomarkers 2010; **14**(3): 313-317.

14）Cong L, et al. The interaction between aggrecan gene VNTR polymorphism and obesity in predicting incident symptomatic lumbar disc herniation. Connect Tissue Res 2014; **55**(5-6): 384-390.

15）Casa NLL, et al. CASE-REPORT Association between an ACAN gene variable number tandem repeat polymorphism and lumbar disc herniation: a case control study. Genet Mol Res 2016; **15**(4) doi: 10.4238/gmr15048867.

16）Dong Q, et al. Genetic polymorphisms of ALDH2 are associated with lumbar disc herniation in a Chinese Han population. Sci Rep 2018; **8**(1): 13079.

17）Zhu Y, et al. Associations between variants in BDNF/BDNFOS gene and lumbar disc herniation risk among Han Chinese people. Sci Rep 2018; **8**(1): 12782.

18）Sun ZM, et al. Caspase 9 gene polymorphism and susceptibility to lumbar disc disease in the Han population in northern China. Connect Tissue Res 2011; **52**(3): 198-202.

19）Zhang YG, et al. A controlled case study of the relationship between environmental risk factors and apoptotic gene polymorphism and lumbar disc herniation. Am J Pathol 2013; **182**(1): 56-63.

20）Virtanen IM, et al. Phenotypic and population differences in the association between CILP and lumbar disc disease. J Med Genet 2007; **44**(4): 285-288.

21）Higashino K, et al. The alpha2 type IX collagen tryptophan polymorphism is associated with the severity of disc degeneration in younger patients with herniated nucleus pulposus of the lumbar spine. Int Orthop 2007; **31**(1): 107-111.

22）Seki S, et al. Association study of COL9A2 with lumbar disc disease in the Japanese population. J Hum Genet 2006; **51**(12): 1063-1067.

23）Kales SN, et al. The role of collagen IX tryptophan polymorphisms in symptomatic intervertebral disc disease in Southern European patients. Spine(Phila Pa 1976) 2004; **29**(11): 1266-1270.

24）Liu W, et al. A genetic variant in COL11A1 is functionally associated with lumbar disc herniation in Chinese population. J Genet 2017; **96**(6): 867-872.

25）Mu J, et al. A SNP in the 5'UTR of GDF5 is associated with susceptibility to symptomatic lumbar disc herniation in the Chinese Han population. Eur Spine J 2014; **23**(3): 498-503.

26）Paz AJ, et al. The IL-1.beta. (+3953 T/C) gene polymorphism associates to symptomatic lumbar disc

表 1　腰椎椎間板ヘルニアの疾患感受性多型の報告

シンボル	遺伝子名	疾患感受性多型 （リスクアレル）	P 値	オッズ比
ACAN	アグリカン	VNTR	p < 0.001	-
		VNTR	p < 0.0003	4.667
		VNTR（A22 アレル）	p < 0.03	-
ALDH2	アルデヒドデヒドロゲナーゼ 2	rs671，ハプロタイプ	p = 0.0062 （ハプロタイプ：0.0071）	1.42 ハプロタイプ：1.45)
ASPN	アスポリン	D14 アレル	p < 0.000013	-
BDNF/ BDNF-AS	脳由来神経栄養因子 / 相補鎖脳由来神経栄養因子	rs988712, rs7481311, and rs11030064（ハプロタイプ）	p = 0.022	1.49
CASP9	カスパーゼ 9	Exon 5 + 32 G/A	p = 0.001	1.91
		rs4645978	p = 0.002	2.760
CILP	軟骨中間層蛋白	rs2073711	p = 0.0000068	1.61
		rs2073711	p = 0.14（N.S.）	1.35
COL9A2	IX型コラーゲンα 2 鎖	rs12077871	-	-
		rs12077871	p < 0.043	6.00
		rs12077871, ハプロタイプ	p = 0.500 （rs1207787 N.S.） p = 0.025（ハプロタイプ）	-
		rs12077872	-	-
COL9A3	IX型コラーゲンα 3 鎖	Trp3	-	-
		Trp3	p = 0.293（N.S.）	-
		Trp3	p = 0.000013	3.0
COL11A1	XI型コラーゲンα 1 鎖	rs1676486	p = 0.0000033	1.42
		rs1676486（TT，T）	p = 0.004（TT） p < 0.001（T）	1.36（T）
FASLG	ファスリガンド	rs763110（TT）	p = 0.039	3.128
GDF5	成長および増殖分化因子 5	rs143383（TT, CC, T）	p < 0.001（TT） p < 0.002（CC） p < 0.001（T）	1.89（TT） 0.30（CC） 1.81（T）
IL1B	インターロイキン 1 β	3953 T/C（C）	p = 0.042	1.7
IL1RN	インターロイキン 1 レセプターアンタゴニスト	VNTR（A1，A3）	p = 0.0009（A1） p = 0.0006（A3）	0.45（A1） 3.86（A3）
IL6	インターロイキン 6	572 C/G（CG，GG）	p = 0.039（CG） p = 0.006（GG）	1.55（CG） 4.48（GG）
IL10	インターロイキン 10	1082 G/A（AG）	p = 0.029	2.69
KIAA1217 （SKT）	マウス Sickle tail 遺伝子相同体	rs16924573	p = 0.0004	1.34
MMP-2	マトリックスメタロプロテアーゼ 2	-1306C/T（CC）	p < 0.001	3.08
MMP-9	マトリックスメタロプロテアーゼ 9	-1562C/T（CT/TT）	-	2.14
		rs79845319, rs17576, rs45437897	p = 0.0002（rs17576） p < 0.001（ハプロタイプ）	0.77（rs17576）
		rs17576	p = 0.00049	1.3
THBS2	トロンボスポンジン 2	rs9406328	p = 0.0000028	1.4
VDR	ビタミン D 受容体	TT，Tt，FF，and Ff	p < 0.001	-
21q	-	D21S1257（マーカー）	ロッドスコア：2.71	-
8q24.21	-	rs6651255（マーカー）	p = 5.61 × 10-12	0.81

VNTR：variable number of tandem repeats　N.S.：not significant

対象患者数	人種（国）	年	著者	引用文献番号
ケース 150 人，コントロール 150 人	トルコ	2010	Eser B, et al	13
ケース 70 人，コントロール 127 人	中国人	2010	Cong L, et al	14
ケース 39 人，コントロール 80 人	ブラジル	2016	Casa NL, et al	15
ケース 380 人，コントロール 692 人．	中国人	2018	Dong Qi, et al	16
ケース 745 人，コントロール 608 人	日本人，中国人	2008	Song YQ, et al	10
ケース 380 人，コントロール 692 人	中国人	2018	Zhu Y, et al	17
ケース 387 人，コントロール 412 人	中国人	2011	Sun ZM, et al	18
ケース 128 人，コントロール 132 人	中国人	2013	Zhang YG, et al	19
ケース 467 人，コントロール 654 人	日本人	2005	Seki S, et al	9
ケース 243 人，コントロール 259 人	フィンランド人，中国人	2007	Virtanen IM, et al	20
ケース 154 人，コントロール 174 人	フィンランド人	1999	Annunen S, et al	6
ケース 84 人	日本人	2007	Higashino K, et al	21
ケース 470 人，コントロール 658 人	日本人	2006	Seki S, et al	22
ケース 103 人，コントロール 102 人	南ヨーロッパ人	2004	Kales SN, et al	23
ケース 470 人，コントロール 658 人	日本人	2006	Seki S, et al	22
ケース 103 人，コントロール 102 人	南ヨーロッパ人	2004	Kales SN, et al	23
ケース 171 人，コントロール 321 人	フィンランド人	2001	Paassilta P, et al	7
ケース 334 人，コントロール 376 人	日本人	2007	Mio F, et al	8
ケース 647 人，コントロール 532 人	中国人	2017	Liu W, et al	34
ケース 128 人，コントロール 132 人	中国人	2013	Zhang YG, et al	19
ケース 231 人，コントロール 370 人	中国人	2014	Mu J, et al	25
ケース 50 人，コントロール 129 人	スペイン	2011	Paz Aparicio J, et al	26
ケース 108 人，コントロール 454 人	韓国	2010	Kim DH, et al	27
ケース 267 人，コントロール 300 人	中国人	2017	Huang X, et al	28
ケース 267 人，コントロール 300 人	中国人	2017	Huang X, et al	28
日本人ケース：862 人，コントロール 896 人，フィンランド人ケース：257 人，コントロール 249 人	日本人，フィンランド人	2009	Karasugi T, et al	12
ケース 162 人，318 人	中国人	2007	Dong DM, et al	29
ケース 408 人，451 人	中国人	2009	Sun ZM, et al	30
ケース 845 人，コントロール 1751 人	中国人	2018	Jing R, et al	31
ケース 847 人，コントロール 896 人	日本人	2008	Hirose Y, et al	11
ケース 847 人，コントロール 896 人	日本人	2008	Hirose Y, et al	11
ケース 150 人，コントロール 150 人	トルコ	2010	Eser B, et al	13
14 家系 186 人	フィンランド人	2007	Virtanen IM, et al	32
ケース 4,748 人，コントロール 282,590 人	アイスランド	2017	Bjornsdottir G, et al	33

表 2　腰椎椎間板ヘルニアの関連痛に対する疾患感受性遺伝子

シンボル	遺伝子名	疾患感受性多型（リスクアレル）	P 値	オッズ比	対象患者数	人種（国）	年	著者	引用文献番号
COMT	カテコール -O- メチルトランスフェラーゼ	rs4633（CC），rs4680（GG），ハプロタイプ	p = 0.0042（rs4633；VAS），p = 0.0042（rs4680；VAS），p = 0.017（ハプロタイプ；VAS）	-	176 人	白人	2014	Rut M, et al	34
HLA-DQB1	主要組織適合遺伝子複合体，クラス II，DQ ベータ 1	rs927312，rs3916765 and rs2395185（ハプロタイプ）	p = 0.01（VAS）	3.16	258 人	スウェーデン	2012	Dominguez CA, et al.	35
IL1A	インターロイキン 1 α	rs1800587	p = 0.002（VAS）	-	121 人	ノルウェー	2013	Schistad EI, et al	36
IL1A, IL1RN	インターロイキン 1 α，レセプターアンタゴニスト	rs1800587（IL1 T）and rs2234677（IL1RN A）（ハプロタイプ）	p = 0.003（VAS）	-	252 人	ノルウェー	2014	Moen A, et al	37
MMP-1	マトリックスメタロプロテアーゼ 1	rs1799750（2G/2G）	p = 0.004（VAS），p = 0.005（MPQ），p = 0.005（ODI）	-	260 人	ノルウェー	2013	Jacobsen LM, et al	38
SCN9A	電位開口型ナトリウムチャネル α サブユニット 9	rs 6746030（GG）	p = 0.012（VAS）	-	176 人	白人	2018	Kurzawski M, et al	39

VAS：Visual Analogue Scale，ODI：Oswestry disability index

herniation. Eur Spine J 2011; **20** Suppl 3: 383-389.

27）Kim DH, et al. Association of interleukin-1 receptor antagonist gene polymorphism with response to conservative treatment of lumbar herniated nucleus pulposus. Spine (Phila Pa 1976) 2010; **35**(16): 1527-1531.

28）Huang X, et al. Interleukin 6 (IL-6) and IL-10 promoter region polymorphisms are associated with risk of lumbar disc herniation in a Northern Chinese Han population. Genet Test Mol Biomarkers 2017; **21**(1): 17-23.

29）Dong DM, et al. Association between the -1306C/T polymorphism of matrix metalloproteinase-2 gene and lumbar disc disease in Chinese young adults. Eur Spine J. 2007; **16**(11): 1958-1961.

30）Sun ZM, et al. Association between the -1562 C/T polymorphism of matrix metalloproteinase-9 gene and lumbar disc disease in the young adult population in North China. Connect Tissue Res 2009; **50**(3): 181-185.

31）Jing R, et al. Evaluation of common variants in matrix metalloproteinase-9 gene with lumbar disc herniation in Han Chinese population. Genet Test Mol Biomarkers 2018; **22**(10): 622-629.

32）Virtanen IM, et al. Putative susceptibility locus on chromosome 21q for lumbar disc disease (LDD) in the Finnish population. J Bone Miner Res 2007; **22**(5): 701-707.

33）Bjornsdottir G, et al. Sequence variant at 8q24.21 associates with sciatica caused by lumbar disc herniation. Nat Commun. 2017; **8**: 14265.

34）Rut M, et al. Influence of variation in the catechol-O-methyltransferase gene on the clinical outcome after lumbar spine surgery for one-level symptomatic disc disease: a report on 176 cases. Acta Neurochir (Wien) 2014; **156**(2): 245-252.

35）Dominguez CA, et al. The DQB1 *03: 02 HLA haplotype is associated with increased risk of chronic pain after inguinal hernia surgery and lumbar disc herniation. Pain 2013; **154**(3): 427-433.

36）Schistad EI, et al. The interleukin-1a gene C > T polymorphism rs1800587 is associated with increased pain intensity and decreased pressure pain thresholds in patients with lumbar radicular pain. Clin J Pain 2014; **30**(10): 869-874.

37）Moen A, et al. Role of IL1A rs1800587, IL1B rs1143627 and IL1RN rs2234677 genotype regarding development of chronic lumbar radicular pain; a prospective one-year study. PLoS One 2014; **9**(9): e107301.

38）Jacobsen LM, et al. The MMP1 rs1799750 2G allele is associated with increased low back pain, sciatica, and disability after lumbar disk herniation. Clin J Pain 2013; **29**(11): 967-971.

39) Kurzawski M, et al. Common missense variant of SCN9A gene is associated with pain intensity in patients with chronic pain from disc herniation. Pain Med 2018; **19**(5): 1010-1014.

40) Kawaguchi Y. Genetic background of degenerative disc disease in the lumbar spine. Spine Surg Relat Res. 2018 Feb 28; **2**(2): 98-112. doi: 10.22603/ssrr.2017-0007.

Background Question 9

腰椎椎間板ヘルニア退縮の機序

要約

●ヘルニアの退縮の機序には，マクロファージから放出される TNF-α などのサイトカインや MMP，VEGF といった因子が関与して退縮すると考えられている．

○ 解説 ○

　腰椎椎間板ヘルニアが退縮するメカニズムについて検討した．

　ヘルニア退縮機序に関する報告のシステマティックレビューした論文では，まず MMP-7 により，マクロファージから炎症性サイトカインである TNF-α を放出する．その作用により NF-κB（nuclear factor-kappa B）や TWEAK（tumor necrosis factor-like weak inducer of apoptosis）[1]，TSLP（thymic stromal lymphopoietin）を介して基質分解酵素である MMP-3 やマクロファージを遊走する MCP-1（monocyte chemotactic protein 1）の発現が亢進する．脱出したヘルニア塊の周囲にマクロファージが遊走され，MMP-3 などの基質分解酵素や血管内皮増殖因子である VEGF（vascular endothelial growth factor）により血管新生が起こり，ヘルニアが自然退縮すると考えられる[2]．図 1 に退縮のメカニズムを示す．

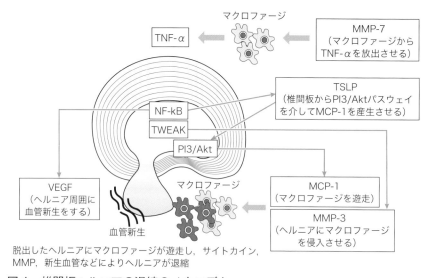

図 1　椎間板ヘルニアの退縮のメカニズム

脱出したヘルニアにマクロファージが遊走し，サイトカイン，MMP，新生血管などによりヘルニアが退縮

文献

1) Ohba T, et al. TWEAK and TSLP in disc degeneration and spontaneous hernia resorption. JOR spine 2020; **3**(1): e1068.
2) Haro H. Translational research of herniated discs: current status of diagnosis and treatment. J Orthop Sci 2014; **19**(4): 515-520.

第3章　診断

はじめに

　「腰椎椎間板ヘルニア」という病名は，患者においては自覚症状から，医療者においては画像のみから，時に安易に使用される言葉ではないであろうか．しかし実際には，下肢への放散痛などの臨床症状あるいは MRI 上の腰椎椎間板ヘルニア（椎間板膨隆含む）などの画像所見のどちらか単独で「腰椎椎間板ヘルニアが臨床的障害の原因であること」を診断することは難しく，また臨床所見のみから障害高位や障害神経根を診断する精度は高くない．これには下肢放散痛を呈する多種多様な病態の存在，腰椎椎間板ヘルニアの多様な形態（脱出の有無や局在），そして MRI を代表とする画像解析装置の進歩により無症候性腰椎椎間板ヘルニアが特に高齢者では高頻度に描出されることなどが関連する．従って，腰椎椎間板ヘルニア・障害神経根の診断には問診・身体所見・画像診断を加えた総合的判断が求められる．

　本章では，腰椎椎間板ヘルニアの診断のために，いかなる診察をすればよいか，信頼のおける検査法は何かについて，以下の 4 つの Background Question（BQ）を設定し，巻頭の条件により一次選択で 111 論文を抽出し，さらに構造化抄録作成後の評価から 26 論文を採択した．これに検索期間外に出版された重要な 4 論文のハンドサーチ論文および第 2 版で引用された 7 論文を加えて本文を作成した．

本章のまとめ

　腰椎椎間板ヘルニアにおいては，単独で感度・特異度ともに高く診断に直結する検査手技や検査方法は存在しない．よって診断には，的確な問診・患者背景や身体所見・画像所見などを組み合わせて総合的に診断することが重要である．

腰椎椎間板ヘルニアの診察手順

1．問診，病歴の聴取
- ○問診から腰椎椎間板ヘルニアを示唆する所見を得る．
- ○悪性腫瘍や感染などの重篤な疾患の危険信号（red flags）[1] を見落とさないことに留意する．

a．発症様式
- ○激痛を伴った突然の発症
- ○比較的短い有症期間

b．症状
- ○下腿に放散する疼痛
- ○腰痛
- ○体動時の疼痛の悪化
- ○くしゃみによる疼痛の悪化
- ○発作性疼痛
- ○膀胱直腸障害

2．診察（身体所見）
- ○腰椎椎間板ヘルニアの診断とともに障害神経根の同定のために，綿密な神経学的所見の評価が必要である．
- ○神経学的な異常や症状を呈する他疾患との鑑別．

a．腰椎椎間板ヘルニアにみられる身体所見
- ○体幹前屈制限
- ○ tight hamstrings
- ○疼痛性側弯

b．神経学的所見：障害神経根に一致する所見かどうか．神経脱落所見の有無
- ○感覚障害領域
- ○下肢痛放散領域（自己申告）
- ○筋力低下
- ○深部腱反射

c．各テスト
- ○下肢伸展挙上テスト（SLRT）
- ○交差 SLRT
- ○大腿神経伸展テスト（FNST）

3．画像評価 MRI を中心に画像検査を行う．
- ○ MRI が施行できない症例では脊髄造影および造影後 CT，椎間板造影および造影後 CT などで代替する．
- ○外側ヘルニア，硬膜内ヘルニア，小児終板障害などの特殊病態が疑われる場合は椎間板造影，脊髄造影や CT などの追加画像検査を行う．

a．MRI 評価
- ○腰椎椎間板ヘルニアの有無のみならず，椎間板ヘルニアの高位，局在および形態の評価を行う．

○局在：脊柱管内，椎間孔内，椎間孔外

○形態：protrusion，extrusion，sequestration など腰椎椎間板ヘルニアの形態

4．診断

○腰椎椎間板ヘルニアの診断において個々の症候や検査所見と画像所見の整合性を確認する．

○整合性が得られない，もしくは画像上障害高位の同定が困難な場合は，必要に応じて電気生理検査や選択的神経根ブロックなどの追加検査を行う．

　障害高位や障害神経根を同定するための補助診断法は単独で診断率の高い方法はない．病歴，身体所見，一般的画像検査を基本とし，必要に応じて特殊画像検査や電気生理検査などを追加して総合的に診断すべきである（図1）．

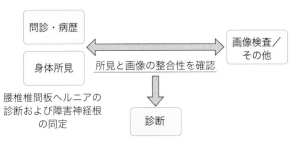

図1　診断

文献

1）日本整形外科学会ほか（監）．腰痛診療ガイドライン 2019，第2版，南江堂，p22-24，2019

Background Question 10

腰椎椎間板ヘルニアの症候

要約

● 詳細な病歴聴取および患者背景情報は腰椎椎間板ヘルニアの診断に有用である.

○ 解説 ○

　病歴を含む問診から腰椎椎間板ヘルニアを示唆する所見を得ることは, その後の身体所見・画像診断を進める上で重要である. ここでは腰椎椎間板ヘルニアにおける各種症候の診断的意義について記載する.

1. 発症様式・患者背景・症状

　4つの病歴(下腿に放散する疼痛, 神経根デルマトームに一致する疼痛, 咳・くしゃみによる疼痛の悪化, 発作性疼痛)で ROC 曲線を用いた診断精度は 0.8 であり, 病歴聴取の有用性が報告されている [1,2]. 同様に病歴および患者背景(年齢, 性別, 下肢優位の疼痛, 感覚障害, 筋力低下)を含めた ROC 曲線による診断精度は 0.65 と, 前述の報告と比較し軽度劣るが十分有益な診断情報を提供するとの報告もある [3]. また, 咳・くしゃみ・怒責による下肢痛の悪化は腰椎椎間板ヘルニアを示唆する重要な病歴であるとも報告されている [4].

2. 有症期間

　腰椎椎間板ヘルニアでは, 脊柱管狭窄症と比較して術前の有症期間が短いと報告されている [5]. これは腰椎椎間板ヘルニアによってもたらされる下肢痛が突然の発症であり, 激痛を伴う頻度が高いことを反映していると考えられる. しかし, ヘルニア塊の先端が硬膜外腔に脱出している noncontained type(transligamentous extrusion および sequestration)では, 後縦靱帯などによりヘルニア塊が硬膜外腔から隔絶されている contained type(protrusion および subligamentous extrusion)と比較して疼痛が強く, 有症期間も短いなど腰椎椎間板ヘルニアの形態によって症状が異なることも考慮する必要がある [6].

3. 若年者における腰椎椎間板ヘルニアの特徴

　腰痛の合併頻度が若年者では高いと報告されている [7]. 体幹前屈制限が強く, tight hamstrings や疼痛性側弯(腰椎椎間板ヘルニア存在側が高頻度で凸側)を合併する頻度も若年者の腰椎椎間板ヘルニアにおける特徴的所見である [8,9].

文献

1) Vroomen PC, et al. Diagnostic value of history and physical examination in patients suspected of sciatica due to disc herniation: a systematic review. J Neurol 1999; **246**(10): 899-906.

2) Vroomen PC, et al. Diagnostic value of history and physical examination in patients suspected of lumbosacral nerve root compression. J Neurol Neurosurg Psychiatry 2002; **72**(5): 630-634.

3) Verwoerd AJ, et al. Diagnostic accuracy of history taking to assess lumbosacral nerve root compression. Spine J 2014; **14**(9): 2028-2037.

4) Verwoerd AJH, et al. A diagnostic study in patients with sciatica establishing the importance of localization of worsening of pain during coughing, sneezing and straining to assess nerve root compression on MRI. Eur

Spine J 2016; **25**(5): 1389-1392.

5) Jonsson B, et al. Symptoms and signs in degeneration of the lumbar spine. A prospective, consecutive study of 300 operated patients. J Bone Joint Surg Br 1993; **75**(3): 381-385.

6) Nakagawa H, et al. Optimal duration of conservative treatment for lumbar disc herniation depending on the type of herniation. J Clin Neurosci 2007; **14**(2): 104-109.

7) Lavelle William F, et al. Pediatric disk herniation. J Am Acad Orthop Surg 2011; **19**(11): 649-656.

8) Epstein JA, et al. Lumbar intervertebral disk herniation in teenage children: recognition and management of associated anomalies. Spine(Phila Pa 1976) 1984; **9**(4): 427-432.

9) Zhu Z, et al. Scoliotic posture as the initial symptom in adolescents with lumbar disc herniation: its curve pattern and natural history after lumbar discectomy. BMC Musculoskelet Disord 2011; **12**: 216.

Background Question 11

腰椎椎間板ヘルニアの臨床診断

要約

● 腰椎椎間板ヘルニアの診断に対する，身体所見や疼痛誘発テストの診断精度は単独では高くない．

● 下肢伸展挙上テストは椎間板ヘルニアの診断に有用であるが，腰椎椎間板ヘルニアに特異的なものではない．

● 病歴・各種身体所見・画像所見等を含めた総合的判断が有用である．

○ 解説 ○

　腰椎椎間板ヘルニアの診断は，椎間板ヘルニアにより物理的・化学的刺激を受けた障害神経根を同定し，他の同様の障害をきたす病態との鑑別を行うプロセスである．単一神経根障害が生じている場合，腰椎では当該神経根が分岐する高位での脊柱管内か，1つ下位高位での椎間孔・椎間孔外での神経根圧迫の可能性があり，病歴・身体所見を含む診断学に基づく所見と MRI などの画像所見との整合性を確認する必要がある．MRI 画像診断においては，非特異的な椎間板ヘルニア（膨隆）の有病率は高く，画像診断のみに依存することは回避されるべきである[1]．

　腰椎椎間板ヘルニア由来の神経障害に関する診断学には，下肢伸展挙上テスト（SLRT）（Lasègue テスト，Lasègue 徴候含む），交差 SLRT（交差 Lasègue テスト含む），大腿神経伸展テスト（FNST），下肢痛放散領域（患者申告），感覚障害領域（デルマトーム分布），徒手筋力テスト，深部腱反射（低下/消失，左右差）などが用いられる．各種テストの診断精度研究の多くは椎間板ヘルニアが強く疑われる母集団で実施されており，1論文のみがプライマリ・ケアの母集団を対象としたものであった[2]．

1. 各テスト・身体所見における個別診断精度

a）疼痛誘発テスト

　SLRT・Lasègue テストは坐骨神経痛を誘発させる手技であり，特に若年者の椎間板ヘルニアでは高率で陽性となる．椎間板ヘルニアが疑われる母集団を対象とした報告では椎間板ヘルニアの診断に有用であった．しかし腰部での神経障害を疑うより広い母集団を対象とした報告では，特に特異度が低下した（感度 0.35〜0.97，特異度 0.10〜1.00）[3]．これは報告によりテスト陽性の定義が異なること，神経根の圧迫をきたす多様な脊椎疾患でテスト陽性となる場合があること，用語の統一がなされていないことなどが理由として考えられる．一方，上位腰椎での神経障害による大腿神経痛を誘発する手技である FNST や疼痛を有する下肢とは反対側の下肢挙上により下肢痛を誘発する交差 SLRT は，感度が低いが特異度は高いと報告されている[3]．

b）筋力低下・感覚障害

　腰椎椎間板ヘルニアでは，筋力低下，感覚障害など神経学的脱落所見を呈することが多い．筋力低下の診断精度については，感度が低いが重度麻痺症例では特異度は中等度と報告されている．一方，感覚障害の診断精度は感度・特異度ともに低いとする報告が多い[3〜7]．

c）深部腱反射の低下・消失

　L4 神経根障害では膝蓋腱反射，S1 神経根障害ではアキレス腱反射が低下あるいは消失していれば陽性と判断されるが，両者ともに診断精度は高くないことが報告されている[3〜7]．アキレス腱反

射は加齢により陽性率が低下することや，左右差がある場合を陽性とするなどの診断定義に論文間で大きな違いがあることが関連している可能性がある．

d）疼痛放散領域（患者申告）

疼痛放散領域については，診断に有用であるとする報告がある[8]．一方，L5 神経根障害と S1 神経根障害の区別には有用ではないとする報告もある[9]．

2．病歴および各種身体所見による総合的判断

各種評価を単独で用いた場合の腰椎椎間板ヘルニア診断精度は低いが，病歴や各種検査を組み合わせた総合的判断を行うことで診断精度が高まることが多くの論文で報告されている[3~6]．

個別の疼痛誘発テスト・身体所見のみを用いた診断精度が高くない理由として，身体所見評価者（プライマリケア医，ナース，神経内科医など），患者母集団（手術適応症例・全症例含む）におけるばらつき，各種テストの検者間・再テスト信頼性などがあげられている．また腰椎椎間板ヘルニアによる臨床症状が，物理的圧迫のみならず化学的炎症反応によっても誘発されること，多様な椎間板ヘルニアの形態があることなどが特定の身体所見・テストによる簡便な診断を困難としている要因と考えられる．

文献

1）Boden SD. The use of radiographic imaging studies in the evaluation of patients who have degenerative disorders of the lumbar spine. J Bone Joint Surg Am. 1996; **78**(1): 114-124.
2）Vroomen PC, et al. Diagnostic value of history and physical examination in patients suspected of sciatica due to disc herniation: a systematic review. J Neurol 1999; **246**(10): 899-906.
3）van der Windt DAWM, et al. Physical examination for lumbar radiculopathy due to disc herniation in patients with low‐back pain. Cochrane Database Syst Rev 2010(2): CD007431.
4）Hancock MJ, et al. Diagnostic accuracy of the clinical examination in identifying the level of herniation in patients with sciatica. Spine(Phila Pa 1976) 2011; **36**(11): E712-E719.
5）Tawa Nassib, et al. Accuracy of clinical neurological examination in diagnosing lumbo-sacral radiculopathy: a systematic literature review. BMC Musculoskelet Disord 2017; **18**(1): 93.
6）Iversen T, et al. Accuracy of physical examination for chronic lumbar radiculopathy. BMC Musculoskelet Disord 2013; **14**: 206.
7）Al Nezari Nezar H, et al. Neurological examination of the peripheral nervous system to diagnose lumbar spinal disc herniation with suspected radiculopathy: a systematic review and meta-analysis. Spine J 2013; **13**(6): 657-674.
8）Tawa N, et al. Correlation of the self-reported Leeds assessment of neuropathic symptoms and signs score, clinical neurological examination and MR imaging in patients with lumbo-sacral radiculopathy. BMC Neurol 2019; **19**(1): 107.
9）Taylor Christopher S, et al. Do L5 and s1 nerve root compressions produce radicular pain in a dermatomal pattern? Spine (Phila Pa 1976) 2013; **38**(12): 995-998.

Background Question 12

腰椎椎間板ヘルニアの画像診断（単純 X 線像，MRI，CT：診断価値，必要性を含めて）

要約

●腰椎椎間板ヘルニアの画像診断では，非侵襲的な MRI の診断精度が比較的高く形態的な診断もできる．

○解説○

　MRI は放射線被曝のない非侵襲的な検査方法であり，脊椎疾患の診断には広く用いられている．現在では MRI が広く普及しており，腰椎椎間板ヘルニアの診断についても有用であることは論をまたない．腰椎椎間板ヘルニアの診断において画像検査の診断精度を比べた研究は少ない．手術所見を診断基準として検証した画像診断 14 研究 940 例を含んだシステマティックレビューでは，CT（9 研究）：平均診断率 72%（49.2～92.3%），感度 59～93%，特異度 45～100%．脊髄造影（8 研究）：平均診断率 69.2%（49.2～92.3%），感度 54～92%，特異度 50～89%．MRI（6 研究）：平均診断率 68.9%（48.6～98.7%），感度 64～93%，特異度 55～100%であり，診断精度は同等であった[1]．しかし，1 編（2006 年）を除いて 1984～1994 年に発表された論文であり，近年使用されている解像度の高い機器での診断ではない点に留意が必要である．

1．MRI

　臨床症状において腰椎椎間板ヘルニアが疑われる場合，最初に行われるべき検査である．また，MRI は軟部組織の質的な描出に優れておりヘルニア形態の診断がある程度は可能である．

　117 例の術中所見で診断した subligamentous type と transligamentous type の術前 MRI を検討したところ，有意な 5 つの所見を組み合わせると形態診断は感度，特異度，精度はすべて 76%程度であった[2]．

　手術が行われた 50 例の術前 MRI で contained type か non-contained type かを評価し，手術所見と比較したところ，感度 72%，特異度 68%，一致率 70%であった[3]．

　しかし，MRI 読影の検者間の信頼性は決して高くはなかった．圧迫神経根同定の検者間信頼性は良好であったが，腰椎椎間板ヘルニアや神経根圧迫の程度の評価においては，検者間でばらつきがあった．検者間の信頼性は Kappa 値が平均 0.234 と低値であったが，検者内信頼性は平均 0.479であり一定の信頼性が確認された．画像のみでの診断には限界があることが示唆される[4,5]．

　また，MRI によって無症候性の腰椎椎間板ヘルニアが高頻度に存在する．健常者 200 名の腰椎MRI では，腰椎椎間板ヘルニアが L4/5 高位で 25%，L5/S 高位で 35%に認められた[6]．近年では腰椎椎間板ヘルニアの画像診断に，座位での MRI や動態 MRI の有用性も報告されている[7,8]．

2．CT

　腰痛患者を対象に腰椎椎間板ヘルニアの CT による診断精度をみた 7 文献 604 例のシステマティックレビューでは感度は 77.4%，特異度は 73.7%であった[9]．

　腰椎椎間板ヘルニアに対して手術を施行した 70 例のうち画像診断を MRI で行った 30 例と CTで行った 40 例でヘルニアの形態について画像診断と手術所見を比較検討したが，CT と MRI は椎

間板脱出の診断精度に差がなかった[10].

　腰部神経根性疼痛を有する患者において，脊髄造影後 CT は MRI と比べて神経根圧迫の重症度評価に優れており，MRI を施行できない患者の診断には有用であった[11].

3. 単純 X 線像

　単純 X 線像が腰椎椎間板ヘルニアの診断に有用であるとする報告はなかったが，他の疾患との鑑別には意義があり，臨床経過や臨床症状から腰椎椎間板ヘルニアと他の疾患との鑑別が必要な場合には有用な方法である．さらに，手術を行う際や選択的神経根ブロックを行う際には必須である.

　MRI が画像検査の中心であるが，MRI を施行できない患者では脊髄造影や CT で代用することが可能である．また，特殊な病態については各病態に適した画像検査を行うべきである.

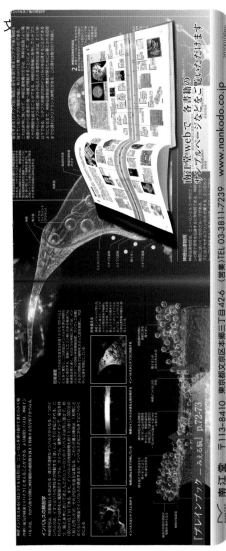

ostic imaging for lumbar disc herniation in adults with low back view. Chiropr Man Therap 2018; **26**: 37.

findings between extraligamentous and subligamentous disk Neuroradiol 2013; **34**(3): 683-687.

e detection of lumbar disc containment. J Orthop Surg Res 2008; **3**:

maging interpretation in patients with sciatica who are potential ne 2013; **8**(7): e68411.

ability of MRI for lumbar lateral disc herniation. Clin Orthop Surg

tic resonance imaging study of lumbar disc degeneration in 200 ; **11**(4): 501-507.

tes of symptomatic patients using magnetic resonance imaging. J 29.

diagnosed with kinetic magnetic resonance imaging. Spine (Phila

or the diagnosis of lumbar spinal pathology in adult patients with matic review. Eur Spine J 2012; **21**(2): 228-239.

s of neuroradiological tests in lumbar disc herniation. Acta medica

etween post-ymelographic computed tomography and magnetic adiculopathy. J Korean Neurosurg Soc 2017; **60**(5): 540-549.

Background Question 13

障害高位・神経根同定に対する補助診断とその意義

要約

● 障害高位および神経根を同定するために単独で診断率の高い補助診断法はないが，障害神経根が決定できない症例では選択的神経根ブロックが有用である．

● 病歴や身体所見に，画像検査や電気生理検査などを追加して総合的に診断すべきである．

○ 解説 ○

　障害高位や障害神経根を同定するための補助診断に画像・ブロック・電気生理検査が用いられているが，その診断精度や有効性に関する研究は少ない．

1. 神経生理検査

　MRI で確認できた腰椎椎間板ヘルニアによる片側下肢痛患者で，手術を施行した 23 例の筋電図や術中 motor evoked potential などの神経生理学的な検査を調査した．神経生理検査単独では障害神経根診断の感度・特異度ともに低く，診断には複数の検査を組み合わせる必要がある[1]．また，手術例 265 例の MRI に神経生理検査を組み合わせると障害神経根の診断に有効であったとする報告がある[2]．

2. MRI

　近年では拡散テンソル画像解析技術を用いて腰椎椎間板ヘルニアによる障害神経根を評価したところ，反対側の神経根とパラメータに有意な違いがみられた．拡散テンソル画像解析技術で圧迫された腰神経根における微細構造変化が描出できる可能性がある[3〜5]．

3. 選択的神経根ブロック

　日常診療では障害高位および神経根の診断に選択的神経根ブロックが用いられている．診断精度に関する信頼性の高い報告はないが，障害神経根が決定できない症例で有用である[6,7]．

　障害高位や障害神経根を同定するための補助診断法は単独で診断率の高い方法はない．病歴，身体所見，一般的画像検査を基本とし，必要に応じて特殊画像検査，電気生理検査や選択的神経根ブロックなどを追加して総合的に診断すべきである．

文献

1) Wojtysiak M, et al. Pre-and postoperative evaluation of patients with lumbosacral disc herniation by neurophysiological and clinical assessment. Spine(Phila Pa 1976) 2014; **39**(21): 1792-1800.

2) Zhong W, et al. Combination of magnetic resonance imaging and electrophysiological studies in lumbar disc herniation. Acta Neurochir Suppl (Wien) 2017; **124**: 271-275.

3) DWu W, et al. Microstructural changes in compressed nerve roots are consistent with clinical symptoms and symptom duration in patients with lumbar disc herniation. Spine (Phila Pa 1976) 2016; **41**(11): E661-E666.

4) He A, et al. Quantitative evaluation of compressed L4-5 and S1 nerve roots of lumbar disc herniation patients by diffusion tensor imaging and fiber tractography. World Neurosurg 2018; **115**: e45-e52.

5) Chuanting L, et al. 3.0T MRI tractography of lumbar nerve roots in disc herniation. Acta Radiol 2014; **55**(8): 969-975.

6）　菊地臣一, ほか. 腰仙部神経根造影・ブロックの診断・治療上の限界. 整・災外 1984; **27**: 1897-1904.
7）　福田文雄, ほか. 腰椎椎間板ヘルニアにおける障害神経根の臨床・画像所見の感度. 整・災外 2001; **44**(7): 875-878.

第4章　治療

はじめに

　腰椎椎間板ヘルニアの治療は大きく分けて，保存的治療と手術的治療に分けられる．さらにどちらにおいても様々な治療法が存在し，その適応についても一定の見解がないのが現状である．本章においては，基本的に2019年現在，本邦において保険診療として認められている治療法を対象として捉え，保険収載されていない治療法については科学的に検証されているものに限定した．

　以下の3つのBackground Question（BQ），4つのClinical Question（CQ）および1つのFuture Research Question（FRQ）を設定した．なお，本章作成にあたっては，抽出した5,934件の論文のうち一次選択において490論文が採択され，構造化抄録作成後の文献評価から67論文を採択した．

　　Background Question 14　腰椎椎間板ヘルニアに対する治療のコンセプト
　　Background Question 15　各種手術術式
　　Background Question 16　（緊急）手術の適応
　　Clinical Question 1　薬物治療は有用か
　　Clinical Question 2　硬膜外副腎皮質ステロイド薬注入療法は有用か
　　Future Research Question 1　理学療法や代替療法は有用か
　　Clinical Question 3　手術的治療は保存的治療と比べて有用か
　　Clinical Question 4　手術的治療のなかで推奨される治療は何か

手術方法についての用語解説

　腰椎椎間板ヘルニアの手術方法に対する用語は，『整形外科学用語集（第8版）』（日本整形外科学会編，南江堂，2016）には以下の3つの術式が記載されている．
　・椎間板切除術　discectomy
　・ヘルニア摘除術　herniotomy
　・髄核摘出術　nucleotomy

　平成30年度の診療報酬点数から見ると，「K134 椎間板摘出術」とあり，その内訳として，1. 前方摘出術，2. 後方摘出術，3. 側方摘出術，4. 経皮的髄核摘出術とある．
　さらに，内視鏡を使用した場合には，「K134-2 内視鏡下椎間板摘出（切除）術」とあり，その内訳として，1. 前方摘出術，2. 後方摘出術とある．

　『脊椎脊髄病用語事典（改訂第6版）』（日本脊椎脊髄病学会編，南江堂，2020）の解説では，椎間板摘出〔術〕（discectomy〈diskectomy〉）は，「脱出椎間板を摘出する手術．椎間板を全体的に，または一部を摘出する手技をも表す」と記述されており，ヘルニア摘出術（herniotomy）も髄核摘出術（nucleotomy）も同一の用語とされている．

　以上のように，腰椎椎間板ヘルニアに対する手術方法に対する用語は，統一されていない．本書

では読者の困惑を避けるため，以下のように定義し，椎間板切除［術］（discectomy）とヘルニア摘出［術］（herniotomy）の2つの用語を使用することにした．こちらも脊椎脊髄病用語事典に書かれている椎間板ヘルニアの解説（「椎間板の髄核が，後方の線維輪を部分的あるいは完全に穿破し，椎間板組織が脊柱管内に突出あるいは脱出して，脊髄や神経根を圧迫し，症状が出現したもの」）を参考にした．

・椎間板摘出［術］（discectomy）：ヘルニア摘出以上の侵襲が椎間板に加わったもの．
・ヘルニア摘出［術］（herniotomy）：ヘルニアとなっている変性髄核のみを摘出したもの．sequestrectomy，fragmentectomy などの用語はこちらに含めた．

なお，髄核摘出［術］（nucleotomy）については，医科診療報酬点数表における経皮的髄核摘出術（いわゆる PN：percutaneous nucleotomy と呼ばれる手技）のみを指すよう定義した．

腰椎椎間板ヘルニアに対する治療のコンセプト

要約

● 腰椎椎間板ヘルニアに対する治療の選択肢は保存的治療・手術的治療共に多岐にわたるが，質の高いエビデンスに関しては限定される．

● 保存的治療が原則であるが，手術的治療が望ましい病態も存在するため，個々に合わせた適切な治療選択が重要である．

○ 解説 ○

　腰椎椎間板ヘルニアは，自然経過によって症状の原因となっているヘルニア塊の吸収が生じうる疾患であり，吸収されるまでの時期として3ヵ月間が目安とされているため（第1章BQ2参照），まずは保存的治療が基本となる．

　保存的治療に関しては，高いエビデンスレベルの論文も散見されるものの数が限定されており，現在行われている民間療法や医業類似行為には有効性を示すエビデンスレベルの高い論文はほとんど見当たらない．

　一方で，手術的治療のエビデンスは，特に短期的には確立されており，手術適応を満たす場合には手術が有用であるが，長期的には過去のエビデンスでも評価が分かれており，手術適応の有無を見極めることが重要である．個々の症例に対し，選択した治療法の有効性と安全性を実際に評価しつつ，効果的に治療を行うことが求められる．このBQでは，腰椎椎間板ヘルニアに対し一般的に行われている治療に関し概説する．

1. 薬物治療

　腰椎椎間板ヘルニアにより生じる腰下肢痛に対する薬物療法として，世界各国で鎮痛薬，筋弛緩薬，抗うつ薬などによる治療が一般的に行われているが，これらの薬物の効果を検討したシステマティックレビューやRCTは存在しない．

　本疾患の病態として，ヘルニア塊が直接神経を圧迫することにより生じる神経障害に伴う疼痛，局所の細胞から分泌されるサイトカインなどにより惹起される炎症に伴う疼痛，患者の心理社会的背景の影響，これらの要因が混在することがその病態を複雑にしている．急性期に一般的に用いられる非ステロイド性抗炎症鎮痛薬，あるいは経口副腎皮質ステロイドはヘルニア局所の炎症を軽減することで鎮痛効果をもたらす．一方で Ca^{2+} チャネル $\alpha_2\delta$ リガンド阻害薬は，神経障害により生じたシナプスにおける疼痛伝達を賦活化することにより鎮痛効果をもたらす．また腰椎椎間板ヘルニアを治験対象として承認された薬剤ではないものの，神経障害性疼痛ガイドラインでは，セロトニン・ノルアドレナリン再取り込み阻害薬やワクシニアウイルス接種家兎炎症皮膚抽出液，オピオイドなども推奨されており，本疾患の治療に用いられることも多い[1]．患者個々の病態に即して薬剤を選択し，治療の過程でその有用性を判断し適宜治療方針を見直すことが重要である（第4章CQ1参照）．また，炎症を惹起するサイトカインのリガンドあるいは受容体に対する抗体が治療に用いられることもあるが，本邦では保険収載されていない．これらの生物学的製剤に関し腰椎椎間板ヘルニアを対象とした研究として，抗 TNF-α モノクローナル抗体であるインフリキシマブの効果を検討したフィンランドのRCTが存在するが，プラセボと比較し有意な効果は示されておらず[2]，

45

その後，質の高いエビデンスは公表されていない．また，作用機序が全身の免疫動態に影響するため，関連して生じうる重篤な合併症や，高額なコストも課題である．

2．硬膜外ブロック注射

神経根性疼痛を有する患者に対して，神経根ブロックを含む硬膜外腔への局所麻酔薬の注入は一般的に行われている治療である．薬剤として，副腎皮質ステロイドや局所麻酔薬，あるいは両者を混合したものが用いられることが多い．副腎皮質ステロイドは強力な抗炎症鎮痛効果を持ち，局所麻酔薬は痛覚の信号を遮断することによる鎮痛効果をもたらす．また，硬膜外ブロックによって神経組織の血流が増加することが基礎的研究で示されている[3,4]．硬膜外に注入する局所麻酔薬に副腎皮質ステロイドを混合することの有用性に関しては議論の分かれる部分であり（第 4 章 CQ 2 参照），長期的な効果を示す質の高いエビデンスは現在示されていない．

3．理学療法

腰椎椎間板ヘルニアに対する疼痛あるいは機能障害に対し，症状の緩和，QOL の向上を目的に行われる．ストレッチや筋力強化訓練などの運動療法は，体幹・四肢の可動域の改善，筋力の強化，持久力の増強，有酸素運動能の向上，安定性の向上などをもたらし，結果として運動能力の向上に有用である（第 4 章 FRQ 1 参照）．

4．手術的治療

各種保存的治療の効果が乏しい場合や，下肢運動麻痺の進行が認められる場合には手術的治療が選択されることが多い．術式に関しては多くのバリエーションが存在するが（第 4 章 BQ 15 参照），RCT による保存的治療との比較において，少なくとも短期的な成績の優位性は示されているものの，長期間の優位性に関しては一定の見解が認められていない．手術的治療の成績に関しては，術前の重症度が高いことと罹病機関の長期化（概ね 6 ヵ月以上）が成績不良因子とされている（第 5 章 BQ 22 参照）．また，手術後の下肢麻痺が遷延する危険因子として術前の重症度が指摘されており，麻痺出現から時間が経過するほど改善が得にくい（第 5 章 BQ 18 参照）．特に馬尾症候群（両下肢の疼痛，感覚障害，運動障害，膀胱直腸障害，会陰部の感覚障害）を示す場合，両下肢麻痺と膀胱直腸障害が重篤な場合は術後成績が不良であり，早期の手術介入が望ましい（第 4 章 BQ 16 参照）．

文献

1) 一般社団法人日本ペインクリニック学会, ほか（編）. 神経障害性疼痛薬物療法ガイドライン, 改訂第 2 版, 東京, 真興交易医書出版部, 2016.
2) Jordan J, et al. Herniated lumbar disc. BMJ Clin Evid 2011; 2011.
3) Yabuki S, et al. Nerve root infiltration and sympathetic block. An experimental study of intraradicular blood flow. Spine (Phila Pa 1976) 1995; **20**(8): 901-906.
4) Yabuki S, et al. Effects of lidocaine on nucleus pulposus-induced nerve root injury. A neurophysiologic and histologic study of the pig cauda equina. Spine (Phila Pa 1976) 1998; **23**(22): 2383-2389.

日本整形外科学会 診療ガイドライン

エビデンスに基づいた診断・治療、
患者さんへの説明のよりどころとなる、
整形外科医必携のシリーズ。

南 江 堂

腰椎椎間板ヘルニア 診療ガイドライン2021

改訂第3版

監修
日本整形外科学会
日本脊椎脊髄病学会

編集
日本整形外科学会診療ガイドライン委員会
腰椎椎間板ヘルニア診療ガイドライン策定委員会

腰痛などを契機に一般開業医を受診する患者も多い腰椎椎間板ヘルニアに対し、日常診療において患者の症状や希望などを踏まえた治療方針決定や患者説明における指針となるガイドライン。患者頻度が高い一方で発生機序や病態が未だに十分明らかでない本疾患に対し、今回の改訂では Minds の指針に沿ってわかりやすくまとめ、診断と治療に直結する CQ を厳選して提示した。

■B5判・104頁　2021.5.　ISBN978-4-524-22945-1　定価3,300円（本体3,000円＋税10%）

腰部脊柱管狭窄症 診療ガイドライン2021

改訂第2版

監修
日本整形外科学会
日本脊椎脊髄病学会

編集
日本整形外科学会診療ガイドライン委員会
腰部脊柱管狭窄症診療ガイドライン策定委員会

腰痛をはじめ、しびれや倦怠感など多様な症状を呈する腰部脊柱管狭窄症のための診療ガイドライン。本症は姿勢の変化や歩行などにより症状が変化する特徴を有し、一般臨床でも遭遇する頻度の高い症候群であり、今版では新たに蓄積された知見を反映し、診断基準や治療・予後にいたるまで全編を一新、本症の基本的知識まとめた BQ と、臨床上の重要な課題を CQ による構成で臨床力アップを図れる内容である。

■B5判・128頁　2021.5.　ISBN978-4-524-23055-6　定価3,520円（本体3,200円＋税10%）

大腿骨頚部/転子部骨折 診療ガイドライン2021
改訂第3版

頚椎症性脊髄症 診療ガイドライン
改訂第3版

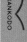

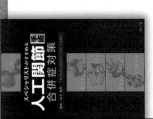

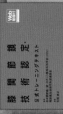

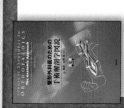
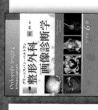
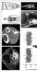

軟部腫瘍
診療ガイドライン2020 改訂第3版
■B5判・96頁 2020.7. ISBN978-4-524-22811-9 定価3,300円(本体3,000円+税10%)

脊柱靱帯骨化症
診療ガイドライン2019
■B5判・104頁 2019.10. ISBN978-4-524-22752-5 定価3,300円(本体3,000円+税10%)

上腕骨外側上顆炎
診療ガイドライン2019
■B5判・60頁 2019.9. ISBN978-4-524-22678-8 定価2,420円(本体2,200円+税10%)

前十字靱帯(ACL)損傷
診療ガイドライン2019 改訂第3版
■B5判・102頁 2019.2. ISBN978-4-524-24841-4 定価3,300円(本体3,000円+税10%)

橈骨遠位端骨折
診療ガイドライン2017 改訂第2版
■B5判・160頁 2017.5. ISBN978-4-524-25286-2 定価4,180円(本体3,800円+税10%)

骨・関節術後感染予防
ガイドライン2015 改訂第2版
■B5判・134頁 2015.5. ISBN978-4-524-26661-6 定価3,520円(本体3,200円+税10%)
文献アブストラクトCD-ROM付

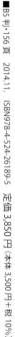

外反母趾
診療ガイドライン2014 改訂第2版
■B5判・156頁 2014.11. ISBN978-4-524-26189-5 定価3,850円(本体3,500円+税10%)

特発性大腿骨頭壊死症
診療ガイドライン2019 改訂第2版
■B5判・116頁 2019.10. ISBN978-4-524-22726-6 定価3,520円(本体3,200円+税10%)

アキレス腱断裂
診療ガイドライン2019
■B5判・96頁 2019.9. ISBN978-4-524-24889-6 定価3,300円(本体3,000円+税10%)

腰痛
診療ガイドライン2019 改訂第2版
■B5判・102頁 2019.5. ISBN978-4-524-22574-3 定価3,300円(本体3,000円+税10%)

日本整形外科学会 症候性静脈血栓塞栓症予防
ガイドライン2017
■B5判・98頁 2017.5. ISBN978-4-524-25285-5 定価3,080円(本体2,800円+税10%)

変形性股関節症
診療ガイドライン2016 改訂第2版
■B5判・242頁 2016.5. ISBN978-4-524-25415-6 定価4,400円(本体4,000円+税10%)

ご注文・お問い合わせは当店へ

Background Question 15

各種手術術式

要約

● 腰椎椎間板ヘルニアに対する手術は様々な術式があり，どの術式でも概ね良好な成績が得られている．しかしながら，各術式特有の合併症もあり，実施する際には十分な教育（各術式の特性の理解）・術前計画・手術トレーニングが必要である．

○解説○

1. 椎間板摘出［術］（discectomy）

　ヘルニア摘出以上の侵襲が椎間板に加わったもの，つまりヘルニアに加えて一部椎間板も摘出する術式を椎間板摘出術とする．本術式は肉眼で行うのか（open discectomy：OD），顕微鏡を使用するのか（microdiscectomy：MD），また内視鏡を使用するのかどうかによって大きく3つに分かれる．内視鏡の術式はさらに細分化されており，いわゆる MED（microendoscopic disectomy）と呼ばれるものと，FED（full endoscopic discectomy，旧 PED：percutaneous endoscopic discectomy）と呼ばれるものの2つの術式が，現在主流となっている．さらに，これらは麻酔方法（全身・硬膜外・腰椎・局所）や，椎間板へのアプローチ法など，術者・施設によって改変されており，多くの手術方法が報告されている．

2. ヘルニア摘出［術］（herniotomy）

　ヘルニアとなっている変性髄核のみを摘出する術式をヘルニア摘出術とする．椎間板摘出術とヘルニア摘出術のメタアナリシスの結果，手術時間・術後腰痛・術後鎮痛薬使用・患者満足度においてヘルニア摘出術が優位な結果であったが，ヘルニア再発率・再手術率・出血量・入院期間および術後の坐骨神経痛の程度においては差はなかった[1]．

3. 髄核摘出［術］（nucleotomy）

　いわゆる PN（percutaneous nucleotomy）と呼ばれている経皮的髄核摘出術のことである．本ガイドラインの文献検索期間において該当する論文は見当たらなかったため，前版の記載を参考にする．本術式の有効率は70％前後と報告されているが，単一椎間の contained type の腰椎椎間板ヘルニアに対しては，Macnab criteria で満足な結果は29％しか得られず，L5/S 高位は成績不良であった．

4. 固定術

　本邦においては，腰椎椎間板ヘルニアに対する手術として一般的ではない．通常の椎間板摘出術群とインストゥルメンテーションを使用しない後側方固定術群の2群間比較をした研究もあり，10年以上経過した予後には有意差が見られなかった[2]．

文献
1) Ran J, et al. Comparison of discectomy versus sequestrectomy in lumbar disc herniation: a meta-analysis of comparative studies. PLoS One 2015; **10**(3): e0121816.
2) Otani K, et al. Does the fusion of a lumbar disk herniation improve the clinical outcome? an investigation with a minimum 10-year follow-up. J Spinal Disord Tech 2014; **27**(4): 196-201.

Background Question 16

（緊急）手術の適応

要約

●腰椎椎間板ヘルニアに対する手術的治療は保存的治療を一定期間行っても改善しない場合に適応となる．しかし，重篤な運動障害や馬尾障害が出現した場合，症状の重症度と時間的要素が重要となり，早期に手術を行うことが望ましいことがある．

○ 解説 ○

　腰椎椎間板ヘルニアにおいて下肢の筋力低下は 40〜82％ の症例に見られるが，筋力低下が重篤な場合は筋力の回復は不良とされる．特に馬尾症候群（両下肢の疼痛，感覚障害，運動障害，膀胱直腸障害，会陰部の感覚障害）を示す場合は予後不良である[1]．排尿障害に対して手術を施行した 16 編の研究を用いたメタアナリシスによると，尿閉発症後 12，24，36，48，72 時間後のいずれかで手術を行った場合，発症からの経過が長くなるにつれて排尿障害の改善率は不良であった（RR 1.77〜2.19）[1]．また手術時に不完全尿閉と完全尿閉であった患者群を比較したメタアナリシスでは完全尿閉群で予後不良であり，手術時の排尿障害の重症度が膀胱機能の回復にかかわる因子であることが示されている（RR 2.58，0.59〜11.31）[1]．一方で完全麻痺と不全麻痺を分けずに 24 時間以内の早期手術群，それ以上経過して手術した群とで膀胱直腸障害の改善に差はないとした研究もあり，完全麻痺と不全麻痺を同一に解析することには注意を要する[1,2]．

　一方，下肢の筋力が低下しただけの症例に対する手術のタイミングに明確な基準はいまだない．腰椎椎間板ヘルニア 330 例に対し，Medical Research Council（MRC）による 5 段階の評価法（0 は完全麻痺で 5 は正常）を用い，筋力低下出現後から 48 時間以内に手術にいたった群（MRC 4：24％，MRC 3：53％，MRC 0〜2：23％）と 48 時間以上経て手術した群（MRC 4：22％，MRC 3：57％，MRC 0〜2：21％）間で比較した後ろ向き研究によると，早期手術群で有意に筋力の回復が良好であった[3]．以上より，下肢の筋力が低下した症例に対しては早期の手術介入が望ましいと考えられる．

　腰椎椎間板ヘルニアに伴う緊急手術は重篤な下肢運動障害や馬尾障害が出現した場合に適応となるが，そのタイミングについての明確な基準は定められておらず，わが国の医療の現状においても夜間や週末に緊急検査や手術が行える施設は限られており，それぞれの医療現場の置かれた環境のなかで最良の方法を選択すべきであろう．

文献

1）　DeLong WB, et al. Timing of surgery in cauda equina syndrome with urinary retention: meta-analysis of observational studies. J Neurosurg Spine 2008; **8**(4): 305-320.
2）　Heyes G, et al. Influence of timing of surgery on cauda equina syndrome: outcomes at a national spinal centre. J Orthop 2018; **15**(1): 210-215.
3）　Petr O, et al. Immediate versus delayed surgical treatment of lumbar disc herniation for acute motor deficits: the impact of surgical timing on functional outcome. Spine (Phila Pa 1976) 2019; **44**(7): 454-463.

Clinical Question 1

薬物治療は有用か

推奨

推奨文
●薬物治療は腰椎椎間板ヘルニア患者における疼痛軽減，身体機能の改善に有用である．

薬剤	推奨度	合意率	エビデンスの強さ
●非副腎皮質ステロイド性抗炎症薬（NSAIDs）：行うことを弱く推奨する	2	100%	C
●経口ステロイド：推奨なし	推奨なし	—	C
●Ca^{2+}チャネル$\alpha_2\delta$リガンド阻害薬：行うことを弱く推奨する	2	100%	C
●アセトアミノフェン：行うことを弱く推奨する	2	90%	C
●三環系抗うつ薬：行わないことを弱く推奨する	2	100%	C
●セロトニン・ノルアドレナリン再取り込み阻害薬：行うことを弱く推奨する	2	83%	C
●ワクシニアウイルス接種家兎炎症皮膚抽出液：行うことを弱く推奨する	2	70%	C

※推奨薬の決定には「益と害」に関するエビデンスと本邦での臨床での実情を総合的に判断し，出席委員の投票により70%以上の同意が得られた薬剤を推奨薬と採択した．

○解説のまとめ○

○腰椎椎間板ヘルニア患者における疼痛と身体機能の改善を目的とした薬物治療において特定の薬剤の明確な有効性は示されていない．

○腰椎椎間板ヘルニア患者を含めた，腰痛症や坐骨神経痛，神経根症などの神経障害性疼痛に対して有効性が示されているものは存在するが，その多くに利益相反（COI）があり，質の高い論文は少ない．

【作成グループにおける，推奨に関連する価値観や好み】

　本CQの推奨作成に際し，対象薬物とプラセボ対象RCTのシステマティックレビューを行うことでそのエビデンスを検討し，益（疼痛の改善および機能の改善）と害（有害事象）のバランスを評価して決定した．COIを認める委員は投票を棄権した．合意率は小数点以下を切り捨てた．

【推奨の強さに影響する要因】

◉アウトカム全般に関する全体的なエビデンスが強い

■　2：いいえ

説明：腰椎椎間板ヘルニア患者に対する特定の薬物の効果を直接評価したランダム化比較試験（RCT）は極めて少ない．

⊙益と害とのバランスが確実（コストは含めない）
■　2：いいえ
説明：疼痛や機能の改善効果が得られない，あるいは有害事象のために中断を余儀なくされる症例は少なからず存在する．
⊙患者の価値観や好み，負担の確実さ
■　1：はい
説明：疼痛があれば大多数の患者は投薬を希望し，拒否する人は少ない．
⊙正味の利益がコストや資源に十分見合ったものかどうか
■　1：はい
説明：極端に高額な鎮痛薬は存在せず，保険診療で患者が負担するコストは許容範囲内と考えられる．
【エビデンスの強さ】
■　C：効果の推定値に対する確信は限定的である
【推奨の強さ】
■　2：弱い（「行う」または「行わない」ことを弱く推奨する）

○解説○

　腰椎椎間板ヘルニアの病態では，ヘルニア塊の神経組織に与える直接的な圧迫による神経障害性疼痛と局所での化学的刺激による炎症を中心とした侵害受容性疼痛に加え，痛みの強度，遷延に影響を受ける中枢性の障害が存在する．本解説では本邦での薬物治療の現状に即し，腰椎椎間板ヘルニア患者に対する有効性について，疼痛緩和，Oswestry Disability Index（ODI）の評価による身体機能の改善度，副作用，医療費の面から検証した．また，腰椎椎間板ヘルニアの病態に鑑み，疼痛緩和に関連する神経障害性疼痛や侵害受容性疼痛に対する承認薬剤を中心に推奨度を決定した．さらに現在，腰椎椎間板ヘルニアの治療に用いられているが，推奨度を示すには効果やエビデンス，益と害の評価が不十分な薬剤については，その他の薬剤として記載するにとどめた．

1. 非副腎皮質ステロイド性抗炎症薬（NSAIDs）

　本邦にて臨床で使用される頻度の高い NSAIDs については，急性腰痛症に対してはその有効性が示されているものの，腰椎椎間板ヘルニアに限ればその効果は十分に示されてはいない．インドメタシンとプラセボ投与を比較した過去の臨床試験では，薬物投与 3 ヵ月後での臨床成績に有意差を認めなかった[1]．ピロキシカムを用いたプラセボ対象 RCT でも 1 ヵ月と 1 年経過時の痛みと日常生活での障害程度に差を認めなかった[2]．しかし，NSAIDs は腰椎椎間板ヘルニアの炎症を中心とした侵害受容性疼痛について，その抗炎症作用から治療に有効であると考えられる．今後，腰椎椎間板ヘルニアによる疼痛に対する治療効果の検証が期待される．

　委員会では臨床適応性が高いこと，合併症についても対処が可能であることを補足すべきとの意見があった．また一定の効果を示す症例報告についても追加してはどうかとの意見もあったが，推奨は RCT を基に作成した．

　投票 1 回目で「行うことを弱く推奨する」8 票，「行わないことを弱く推奨する」4 票と 70％の合意を満たさず，改めて実臨床での処方状況や副作用については既に広く知られていることなどが討議された．投票 2 回目では「行うことを弱く推奨する」12 票と 100％の合意を得た．

2. 経口副腎皮質ステロイド

　腰椎椎間板ヘルニアによる急性の神経根性疼痛を有する患者群に対し，経口プレドニゾロンを各20，40，60 mg の投与量で5日間継続したプラセボ対象 RCT では，投与3週および52週後の身体機能による評価でプレドニゾロン投与群が有意な改善を示した(図1)[3]．しかし疼痛や SF-36 による全体的な QOL 評価においては，プラセボ投与群に比較し有意差は認めなかった．プレドニゾロン投与3週後の有害事象発生率がプラセボ投与に比べ高率であったが，本邦での実際の使用量に比べかなりの高用量であることがその要因と考えられた(図2)．以上より，腰椎椎間板ヘルニアに対する副腎皮質ステロイドの経口投与の有効性は示されていない．

　委員会では，本邦での使用が想定される低用量でのエビデンスが存在しないことが確認され，投票では「行わないことを弱く推奨する」6票，棄権6票と意見が割れた．棄権した委員の主な理由は「行わないことを弱く推奨する」としてしまうと十分なエビデンスがないのに実臨床での使用を制限してしまう可能性を危惧することからであり，推奨なしに決定した．

　※「推奨なし」とするのは，次のいずれかに該当する場合であることを確認した．

　　　エビデンス不足で判定できない場合

　　　投票を行っても合意にいたらない場合

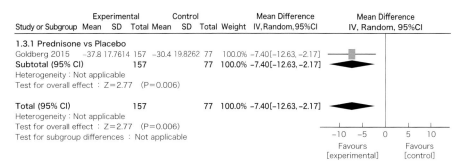

図1　投与後1～3週での ODI

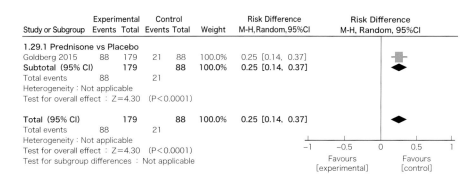

図2　投与後1～3週での有害事象

3. Ca²⁺ チャネル α₂δ リガンド阻害薬

a) ガバペンチン

　腰椎椎間板ヘルニア患者における疼痛に対し抗痙攣薬であるガバペンチンの神経障害性疼痛に対する症状緩和作用が期待される．腰椎椎間板ヘルニアや腰部脊柱管狭窄症を含む坐骨神経痛患者に対し，前向きにガバペンチンを最大 2,400 mg/ 日投与した症例集積研究では，疼痛と ODI が有意に改善していたが，腰椎椎間板ヘルニア単独のプラセボ対象 RCT では同定されなかった[4]．ガバペンチンは本邦において腰椎椎間板ヘルニアに対して保険適応がないが，神経障害性疼痛に対しては適応外使用が認められている[5,6]．

b) プレガバリン

　プレガバリンは本邦では神経障害性疼痛に対して適応のある薬剤であり，腰椎椎間板ヘルニア患者の疼痛緩和に対してもその治療効果が期待される．しかし，腰椎椎間板ヘルニア患者に対する投与による有効性の報告はない．腰椎椎間板ヘルニア患者が含まれると想定される急性および慢性坐骨神経痛患者を対象とした 2 つのプラセボ対象 RCT によると，ほぼすべての患者がプレガバリン反応性であったが，疼痛緩和までの時間経過にプラセボ投与との有意差を認めず，プラセボ投与と比較しても，投与 8 週後において疼痛改善効果を認めなかった．逆に有害事象が有意に高率に生じていた[7,8]．本邦での本薬剤が広く使用されている状況を考えると，今後，腰椎椎間板ヘルニアに伴う疼痛に対する有効性の検証が期待される．

c) ミロガバリン

　プレガバリンやガバペンチンと同様に，中枢神経系において電位依存性カルシウムチャネルの機能に対して補助的な役割を担っている α₂δ サブユニットに，強力かつ特異的に結合する α₂δ リガンドであり，今後，腰椎椎間板ヘルニアに伴う疼痛に対するその効果の検証が期待される．

　委員会での投票では「行うことを弱く推奨する」12 票と 100％の合意を得た．

4. アセトアミノフェン

　アセトアミノフェンはその安全性から腰椎椎間板ヘルニア患者への投与が考えうるが，抗炎症作用をほとんど有さないこと，神経障害性の疼痛緩和効果は示されていないこと[9]から，今後，腰椎椎間板ヘルニアに伴う疼痛に対する効果の検証が期待される．

　委員会での投票では「行うことを弱く推奨する」10 票，「行わないことを弱く推奨する」1 票，棄権 1 票で 90％の合意を得た．

5. 三環系抗うつ薬

a) アミトリプチリン

　本邦では，アミトリプチリンは三環系抗うつ薬のなかで唯一，末梢神経障害性疼痛に適応がある薬剤である．腰椎椎間板ヘルニア患者における坐骨神経痛に対し，硬膜外ブロックとアミトリプチリン 50 mg/ 日を併用投与したプラセボ対象 RCT の結果，投与 6 および 9 ヵ月後でアミトリプチリン投与群が疼痛，ODI，自己記入式調査で有意な改善を示していたが，腰椎椎間板ヘルニア患者への単独投与に関する研究はなかった[10]．また，三環系抗うつ薬はその作用から，有害事象の発生に注意する必要がある[11]．

　委員会では本薬物の有害事象に起因する弊害（眠気，ふらつき，便秘，排尿障害など）についての懸念が取り上げられ，原則慢性期に投与が検討されるべきで，急性期には使用しないほうがよいとの意見が出された．投票では「行わないことを弱く推奨する」12 票と 100％の合意を得た．

6. セロトニン・ノルアドレナリン再取り込み阻害薬（serotonin noradrenalin reuptake inhibitor：SNRI）

a）ミルナシプラン

本薬剤の神経障害性疼痛や慢性疼痛症への適応は本邦では認められていない．腰椎椎間板ヘルニアを含む慢性神経根症による疼痛に対してミルナシプラン（100～200 mg/日）を投与したプラセボ対象 RCT においては，投与開始後 6 週でプラセボ投与と比較し疼痛緩和効果に差は認めなかった[12]．

b）デュロキセチン

デュロキセチンも SNRI のひとつであるが，本邦ではうつ病以外に神経障害性疼痛を含む慢性腰痛症に適応が認められている．神経根性の疼痛を伴う 41 例の慢性腰痛患者を対象としたランダム化二重盲検プラセボ対照クロスオーバー試験では 21 例がデュロキセチン投与とプラセボ投与の両方の治療を 2 週間の休薬期間を挟んで受け，デュロキセチン投与 4 週後の疼痛評価［intention-to-treat analysis（$n = 25$）］でプラセボ群に比べて疼痛緩和効果を認め，かつ有害事象の発生率に差はなかった[13]．今後，腰椎椎間板ヘルニア患者の神経根性疼痛に対する効果の検証が期待される．

委員会での投票では「行うことを弱く推奨する」10 票，「行わないことを弱く推奨する」2 票で 83％の合意を得た．

7. ワクシニアウイルス接種家兎炎症皮膚抽出液

腰痛ならびに神経障害性疼痛（帯状疱疹後神経痛）に適応が認められていること，重篤な副作用がなく，忍容性が非常に高いことから，腰椎椎間板ヘルニアに伴う疼痛症状の緩和に用いられることが想定される．神経障害性疼痛に対しては国内臨床試験で有効性が示されているが，今後，腰椎椎間板ヘルニア患者の神経根性疼痛に対する効果の検証が期待される[14]．

委員会では十分なエビデンスとなる論文がないことから，実臨床を踏まえて投票することを確認した．投票では「行うことを弱く推奨する」7 票，「行わないことを弱く推奨する」3 票，棄権 2 票で 70％の合意を得た．投票後に実臨床に基づいた使用方法として，神経障害性疼痛の強い場合や慢性期，高齢や合併症のためにすぐに手術できない場合などが想定され，安全性の高さも踏まえ，最終的には「行うことを弱く推奨する」に決定した．

8. その他の薬剤

a）オピオイド鎮痛薬（弱）

オピオイド鎮痛薬（弱）のトラマドール製剤は本邦での実臨床から腰椎椎間板ヘルニアに伴う神経障害性疼痛に使用されることが想定される．これまでに有痛性糖尿病性神経障害[15]と帯状疱疹後疼痛[16]に対する有効性が示されていることから，今後，腰椎椎間板ヘルニア患者の神経根性疼痛に対する効果の確認が期待されるが，オピオイド製剤の特徴として有害事象の発生には注意を要する．

b）生物学的製剤

生物学的製剤は本邦では適応外であるが，腰椎椎間板ヘルニアに伴う神経根性疼痛に対して抗 TNF-α 抗体製剤の皮下投与[17]，静注[18]，経椎間孔硬膜外注射[19]などの臨床試験，治験が行われているが，いずれもプラセボ投与に比べ有意な疼痛緩和効果を示せていない．また，生物学的製剤には免疫抑制などの副作用，医療費が高額となることから，現時点では腰椎椎間板ヘルニアの治療には推奨されない．

c）コンドリアーゼ

保存的治療で十分な改善が得られない，後縦靱帯下脱出型の腰椎椎間板ヘルニアに対するプラセ

ボ対象 RCT の結果によると，コンドリアーゼを腰椎椎間板ヘルニア患者の椎間板へ局所投与すると，対プラセボ投与と比較し，下肢痛，腰痛，QOL スコアの有意な改善を認めた[20]．その後の用量評価試験では用量反応性に有意差を認めなかった[21]．本薬剤は本邦で開発され上記 2 試験の下，本邦で販売承認されたが，いずれの試験も COI が存在するので，長期の有効性，安全性に関する報告が今後多数行われることを期待し，現時点での推奨の判断は見送った．

文献

1）Goldie I. A clinical trial with indomethacin (indomee(R)) in low back pain and sciatica. Acta Orthop Scand 1968; **39**(1): 117-128.

2）Weber H, et al. The natural course of acute sciatica with nerve root symptoms in a double-blind placebo-controlled trial evaluating the effect of piroxicam. Spine (Phila Pa 1976) 1993; **18**(11): 1433-1438.

3）Goldberg H, et al. Oral steroids for acute radiculopathy due to a herniated lumbar disk: a randomized clinical trial. JAMA 2015; **313**(19): 1915-1923.

4）Kasimcan O, et al. Efficacy of gabapentin for radiculopathy caused by lumbar spinal stenosis and lumbar disk hernia. Neurol Med Chir (Tokyo). 2010; **50**(12): 1070-1073.

5）医薬品の適応外使用に係る保険診療上の取扱いについて（平 30．2．26 保医発 0226 第 1 号 厚生労働省保険局医療課長）．Available at https://www.jssoc.or.jp/other/info/info20180317-01.pdf 2018.

6）社会保険診療報酬支払基金．316　ガバペンチン（ペインクリニック 1）．Available at https://www.ssk.or.jp/shinryohoshu/teikyojirei/yakuzai/no100/jirei316.html 2018.

7）Baron R, et al. The efficacy and safety of pregabalin in the treatment of neuropathic pain associated with chronic lumbosacral radiculopathy. Pain 2010; **150**(3): 420-427.

8）Mathieson S, et al. Trial of pregabalin for acute and chronic sciatica. N Engl J Med 2017; **376**(12): 1111-1120.

9）Williams CM, et al. Efficacy of paracetamol for acute low-back pain: a double-blind, randomised controlled trial. Lancet. 2014; **384**(9954): 1586-1596.

10）Pirbudak L, et al. Epidural corticosteroid injection and amitriptyline for the treatment of chronic low back pain associated with radiculopathy. The Pain Clinic 2003; **15**(3): 247-253.

11）Khoromi S, et al. Morphine, nortriptyline and their combination vs. placebo in patients with chronic lumbar root pain. Pain 2007; **130**(1-2): 66-75.

12）Derry S, et al. Milnacipran for neuropathic pain in adults. Cochrane Database Syst Rev 2015; (7): CD011789.

13）Schukro RP, et al. Efficacy of duloxetine in chronic low back pain with a neuropathic component: a randomized, double-blind, placebo-controlled crossover trial. Anesthesiology 2016; **124**(1): 150-158.

14）山村秀夫ほか．ノイロトロピン錠の帯状疱疹後神経痛に対する効果 プラセボ錠を対照薬とした多施設二重盲検試験．医のあゆみ 1988; **147**(7): 651-664.

15）Harati Y, et al. Double-blind randomized trial of tramadol for the treatment of the pain of diabetic neuropathy. Neurology 1998; **50**(6): 1842-1846.

16）Boureau F, et al. Tramadol in post-herpetic neuralgia: a randomized, double-blind, placebo-controlled trial. Pain 2003; **104**(1-2): 323-331.

17）Genevay S, et al. Adalimumab in severe and acute sciatica: a multicenter, randomized, double-blind, placebo-controlled trial. Arthritis Rheum 2010; **62**(8): 2339-2346.

18）Korhonen T, et al. The treatment of disc-herniation-induced sciatica with infliximab: one-year follow-up results of FIRST II, a randomized controlled trial. Spine (Phila Pa 1976) 2006; **31**(24): 2759-2766.

19）Cohen SP, et al. Randomized, double-blind, placebo-controlled, dose-response, and preclinical safety study of transforaminal epidural etanercept for the treatment of sciatica. Anesthesiology 2009; **110**(5): 1116-1126.

20）Chiba K, et al. Condoliase for the treatment of lumbar disc herniation. Spine (Phila Pa 1976) 2018; **43**(15): E869-E876.

21）Matsuyama Y, et al. A multicenter, randomized, double-blind, dose-finding study of condoliase in patients with lumbar disc herniation. J Neurosurg Spine 2018; **28**(5): 499-511.

Clinical Question 2

硬膜外副腎皮質ステロイド薬注入療法は有用か

推奨			
推奨文	推奨度	合意率	エビデンスの強さ
●硬膜外副腎皮質ステロイド薬注入療法は，施行後1年程度までの間，疼痛ならびにQOLを改善させる効果が期待できることから行うことは弱く推奨される．	2	91%	B

※推奨度に対する合意率：本CQに関する推奨度は，第6回本ガイドライン策定委員会に出席した各委員の投票によって決定された．1回目の投票においては推奨度「行うことを弱く推奨する」が11票，推奨度「行わないことを弱く推奨する」が1票，合意率は91%となり，委員会で定めた70%の合意率にいたったため，本CQの推奨度は「行うことを弱く推奨する」に決定した．

○解説のまとめ○

○ 硬膜外副腎皮質ステロイド薬注入療法と他の治療法の有用性を比較した高いエビデンスレベルの論文は存在しない．
○ 硬膜外副腎皮質ステロイド薬注入療法は，施行後3～12ヵ月程度，疼痛ならびにQOLを改善させる可能性がある．
○ 硬膜外副腎皮質ステロイド薬注入療法後にヘルニア摘出術が回避できるかに関して，一定の見解はない．
○ 硬膜外副腎皮質ステロイド薬注入療法の合併症発生率は0～29.2%と幅広く報告されているが，安全性に対する質の高いエビデンスは少ない．

【作成グループにおける，推奨に関連する価値観や好み】
　本CQの作成にあたり，各治療が除痛，ADL/QOLの改善，合併症に与える影響を重視した．
【推奨の強さに影響する要因】
　◉アウトカム全般に関する全体的なエビデンスが強い
　　■　1：はい
　　説明：ステロイド使用の有無を比較した多数の治療法間RCTにおいて，ステロイド使用により疼痛ならびにADLの改善を有意に見込めるという高いエビデンスがある．今回行ったメタアナリシスの結果もステロイド使用により疼痛ならびにADLの改善効果を認めた．
　◉益と害とのバランスが確実（コストは含めない）
　　■　2：いいえ
　　説明：疼痛ならびにADL改善に関してはステロイドの使用が有益と思われるが，合併症のリスクは避けられない．
　◉患者の価値観や好み，負担の確実さ
　　■　2：いいえ

　　　説明：患者の嗜好により大きく異なる可能性がある.

　⦿正味の利益がコストや資源に十分見合ったものかどうか

　　■　2：いいえ

　　　説明：費用対効果に関する質の高い論文は存在しない.

【エビデンスの強さ】

　　■　B：効果の推定値に中程度の確信がある

【推奨の強さ】

　　■　2：行うことを弱く推奨する

○解説○

　腰椎椎間板ヘルニアの保存的治療において, 硬膜外への薬剤注入は一般的に行われる治療であるが, その際に副腎皮質ステロイド薬が用いられることがある. その有効性に関して前版では, 短期ならびに中長期においても認められないとの報告と, 短期のみでの有効性を示した報告があり, 治療開始早期で疼痛軽減の可能性があると言及されていた. 今回検討の対象となった論文中に, 硬膜外副腎皮質ステロイド薬注入療法と他の治療法とを直接比較した論文は存在せず, ステロイドの有無, ステロイドそのものの種類や濃度, 薬剤注入のアプローチ経路の違いで有用性を比較・検討したものに限られた.

　硬膜外への薬液注入の経路は, 以下の3つに大別される. ①本邦において一般的に行われる神経根ブロックとほぼ同等あるいはやや中枢側にあたる椎間孔からの注入, ②後方椎弓間からの注入, ③仙骨裂孔からの注入である. 実臨床において異なるアプローチの硬膜外ステロイド注入を行った際, 異なる鎮痛効果を実感することは珍しくない. 3つのアプローチでの硬膜外副腎皮質ステロイド薬注入療法の効果を比較した治療法間RCT($n=90$)において, 2週間ごとに3回, 生理食塩水で希釈した同力価のステロイドでブロックを行い, 痛みが完全に取れた群, 部分的に取れた群, 取れなかった群の3群に分類すると, 経椎間孔アプローチがブロック後3ヵ月ならびに6ヵ月の時点で有意に痛みが完全, あるいは部分的に取れた群の割合が高く, 最大の効果を示した[1]. 一方で, 3編の治療法間RCTの結果を用いてアプローチ間で効果の違いがあるかを検討した比較臨床試験研究($n=360$)が存在し, 6, 12, 24ヵ月時点でNumeric Rating Scale(NRS)ならびにOswestry Disability Index (ODI)にアプローチでの有意な違いは認めなかった[2]. 本研究は経椎間孔アプローチでは1%リドカイン1.5mL±ベタメサゾン3mg(0.5mL), 椎弓間アプローチでは0.5%リドカイン6mL±ベタメサゾン6mg(1mL), 仙骨裂孔アプローチでは0.5%リドカイン6mLのみあるいは0.5%リドカイン5mL+ベタメサゾン6mg(1mL)が用いられており, 3つのアプローチで使用されている薬剤の用量が異なること, またプロトコール上, 症状に応じて患者個々で異なる回数のブロックが行われていることから, 解釈には注意が必要である.

　硬膜外ブロックの有用性をステロイド使用の有無で比較した治療法間RCTは複数存在する. 今回の改訂にあたり, ステロイドを用いないブロック注射を対照とし, 評価方法が共通している治療法間RCTに対してメタアナリシスを行った. 既存のシステマティックレビューに収載されているものを含め, 合計で5つの治療法間RCTが抽出され[3~7], NRSあるいはVASを用いた下肢痛の評価ならびにODIを用いたQOLの評価を, ブロック施行後3, 6, 12ヵ月において比較・検討した.

　下肢痛に関しては, ステロイド使用の有無にかかわらずすべての対象論文で, いずれの期間でも有意に疼痛の改善を認めた. ステロイド使用の有無での2群間比較では, 3ヵ月時点においてはステロイド使用群で有意に下肢痛のスコアが低い値を示したが, 6ヵ月の以降には有意差を認めなかった(図1). ODIに関しても両群それぞれで有意に改善を認め, ステロイド使用の有無で比較

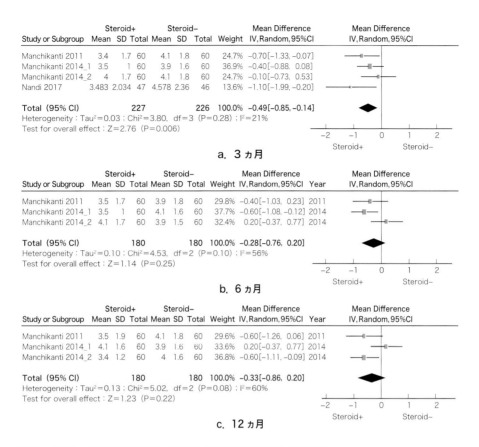

図1　ブロック後の下肢痛（VAS あるいは NRS）の比較
a：3ヵ月
b：6ヵ月
c：12ヵ月

すると 3, 6, 12 ヵ月のすべての時期においてステロイド使用群で有意に ODI が低かった（図 2）.

　その他，局所麻酔薬で行った神経根ブロックの直後から 1 週までの短期間における有用性をステロイドの有無で比較した治療法間 RCT が本邦で行われている．盲検化の過程でバイアスのリスクはあるものの，ブロック後 1 日の時点でのみステロイド使用群で VAS が有意に低い結果であった[8].

　腰椎椎間板ヘルニアに対して手術的治療が考慮される患者に対し，硬膜外副腎皮質ステロイド薬注入療法で手術が回避できるかが，米国の大規模多施設研究である The Spine Patient Outcomes Research Trial：SPORT の後ろ向きサブ解析（$n = 607$）で検討されている[9].　通常の保存的治療に加え，ステロイドを用いた硬膜外ブロックを行うことにより，SF-36，ODI に差はなかったものの，手術的治療群に割り振られながらもクロスオーバーして手術を回避した患者の率は 4 年間の経過観察期間で 41％ vs. 12％と，ステロイド硬膜外注入を受けた群で有意に高かった（$p < 0.001$）.　一方で，保存的治療群に割り振られながら結局手術を受けた患者の率も 42％ vs. 30％と，ステロイド硬膜外注入を受けた群で高い傾向を認めており（$p = 0.057$），もともと手術を志向している患者に特にその傾向が強いと述べられている．また，2 週間以上坐骨神経痛を呈する腰椎椎間板ヘルニア患者（$n = 604$）に対し施行された硬膜外ブロック後の手術回避率は，ステロイドの有無にかかわらず約 80％程度でほぼ同等であったとするシステマティックレビューも存在し[10]，手術回避率に関して一定

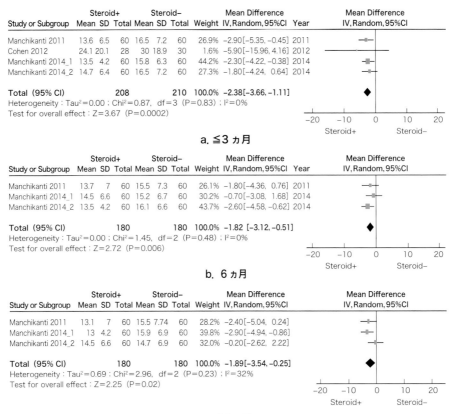

図 2　ブロック後の ODI の比較
a：≦ 3 ヵ月
b：6 ヵ月
c：12 ヵ月

の見解は得られていない.

　合併症に関しては腰椎椎間板ヘルニア単独で検討した質の高い論文は存在せず, 今回評価対象と
なった多くの RCT や比較臨床試験で合併症の評価そのものが行われていなかった. また論文ごと
に合併症の定義が異なることより, メタアナリシスでの比較は困難であった. 腰椎椎間板ヘルニア
患者 412 例を含む脊椎疾患全 1,327 例に対して行った硬膜外副腎皮質ステロイド薬注入療法の合併
症率は 1.2% で, いずれも軽度かつ短期間であった[11]. また, 合併症に対する評価を主評価項目と
して行われたシステマティックレビュー[12] では, 椎弓間アプローチでの硬膜外ステロイド注入の
合併症として 11 論文, 合計 3,069 回のブロックの解析の結果, 合併症の発生頻度は 0.5 ～ 17.3% で
あり, それぞれ最も高い発生率として顔面紅潮 28%, 刺入部の疼痛 26%, 頭痛 18%, 嘔気 10%,
くも膜下腔への穿刺 1.4%, 血腫の形成 0.28% であった. また, 同じシステマティックレビューに
おける経椎間孔アプローチでの合併症が計 14 論文, 合計 8,378 回のブロックで解析され, 1.3 ～
29.2% に合併症が生じていた. 主な合併症は, 最も高い発生率として腰痛の増悪 21.5%, 迷走神経
反射 10%, 血管内穿刺 7.9%, 下肢筋力の低下 4.6%, paresthesia 6.1%, 下肢痛の増悪 4.2%, 血
圧低下 3.2% であった. 一方, 神経根症状を伴う腰椎疾患 139 例に対するステロイドを用いた仙骨

裂孔ブロック後に生じた合併症は，不眠 4.7％，頭痛 3.5％，刺入部痛 3.1％，顔面紅潮 2.3％，迷走神経反射 0.8％，嘔気 0.8％，下肢痛の増悪 0.8％など，軽微なものを含めると 15.6％に及んだ[13]．また，腰部脊柱管狭窄症を対象とした研究ではあるが，単回の硬膜外副腎皮質ステロイド薬注入療法後，20.3％（32/158 例）に 50％以上の血中コルチゾール濃度の低下を認めたとの報告もあり[14]，ステロイドが与える全身的な影響を常に考慮すべきである．脊髄梗塞，重症麻痺，死亡などの重度合併症に関しては，腰椎高位における発生は頚椎・胸椎高位と比較して低く，症例報告で散見される程度であった[15]．これらの合併症は水に不溶性の懸濁性ステロイド（いわゆる微粒子型と呼ばれるもの）を用いることによる血流障害に起因する可能性が指摘されており，システマティックレビューにより，特に経椎間孔アプローチで行うブロックにおいては懸濁性ステロイドの使用は推奨されておらず，その使用には注意を要する[16]．

文献

1) Ackerman WE 3rd, et al. The efficacy of lumbar epidural steroid injections in patients with lumbar disc herniations. Anesth Analg 2007; **104**(5): 1217-1222, tables of contents.
2) Manchikanti L, et al. Comparison of the efficacy of caudal, interlaminar, and transforaminal epidural injections in managing lumbar disc herniation: is one method superior to the other? Korean J Pain 2015; **28**(1): 11-21.
3) Nandi J, et al. A randomized controlled clinical trial to determine the effectiveness of caudal epidural steroid injection in lumbosacral sciatica. J Clin Diagn Res 2017; **11**(2): RC04-RC08.
4) Manchikanti L, et al. A randomized, double-blind, active-control trial of the effectiveness of lumbar interlaminar epidural injections in disc herniation. Pain Physician 2014; **17**(1): E61-E74.
5) Manchikanti L, et al. Transforaminal epidural injections in chronic lumbar disc herniation: a randomized, double-blind, active-control trial. Pain Physician 2014; **17**(4): E489-E501.
6) Manchikanti L, et al. A randomized, controlled, double-blind trial of fluoroscopic caudal epidural injections in the treatment of lumbar disc herniation and radiculitis. Spine (Phila Pa 1976) 2011; **36**(23): 1897-1905.
7) Cohen SP, et al. Epidural steroids, etanercept, or saline in subacute sciatica: a multicenter, randomized trial. Ann Intern Med 2012; **156**(8): 551-559.
8) Hagihara Y, et al. Do we really need steroids in nerve root block for lumbar disc herniation? - a randomized control study. Chiba Igaku 2016; **92**(3): 25-29.
9) Radcliff K, et al. The impact of epidural steroid injections on the outcomes of patients treated for lumbar disc herniation: a subgroup analysis of the SPORT trial. J Bone Joint Surg Am 2012; **94**(15): 1353-1358.
10) Bhatti AB, et al. Role of epidural injections to prevent surgical intervention in patients with chronic sciatica: a systematic review and meta-analysis. Cureus 2016; **8**(8): e723.
11) Brändle, et al. Ten-day response to CT-guided spinal infiltration therapy in more than a thousand patients. J Neurol Surg A Cent Eur Neurosurg 2016; **77**(3): 181-194.
12) Pountos I, et al. Safety of epidural corticosteroid injections. Drugs R D 2016; **16**(1): 19-34.
13) Botwin KP, et al. Complications of fluoroscopically guided caudal epidural injections. Am J Phys Med Rehabil 2001; **80**(6): 416-424.
14) Friedly JL, et al. Systemic effects of epidural steroid injections for spinal stenosis. Pain 2018; **159**(5): 876-883.
15) Manchikanti L, et al. Epidural steroid warning controversy still dogging FDA. Pain Physician 2014; **17**(4): E451-E474.
16) Mehta P, et al. Systematic review of the efficacy of particulate versus nonparticulate corticosteroids in epidural injections. PM R 2017; **9**(5): 502-512.

Future Research Question 1

理学療法や代替療法は有用か

推奨			
推奨文			

● 腰椎椎間板ヘルニアの治療における理学療法や代替療法の効果は限定的である.

療法	推奨度	合意率	エビデンスの強さ
●運動療法	推奨なし	100%	D
●牽引療法	推奨なし	100%	D
●超音波療法	推奨なし	100%	D
●コルセット	推奨なし	100%	D

○解説のまとめ○

○腰椎椎間板ヘルニア患者の疼痛緩和と身体機能の改善を目的とした保存的治療のうち, 理学療法や代替療法に関して, その有効性が十分に示されているものはなく, その治療効果は限定的である.

【作成グループにおける, 推奨に関連する価値観や好み】

本CQの推奨作成にあたっては, 理学療法や代替療法とプラセボ対象RCTのシステマティックレビューを行うことでそのエビデンスを検討し, 益(疼痛の改善および機能の改善)と害(有害事象)のバランスを評価して決定した.

【推奨の強さに影響する要因】

⊙アウトカム全般に関する全体的なエビデンスが強い
■　2：いいえ
説明：腰椎椎間板ヘルニア患者に対する特定の理学療法や代替療法の効果を直接評価したランダム化比較試験は極めて少ない.

⊙益と害とのバランスが確実（コストは含めない）
■　2：いいえ
説明：疼痛や機能の改善効果が得られない患者も相当数いると考えられる.

⊙患者の価値観や好み, 負担の確実さ
■　2：いいえ
説明：理学療法や代替療法を希望しない患者も相当数いると考えられる.

⊙正味の利益がコストや資源に十分見合ったものかどうか
■　1：いいえ
説明：効果の推定が不確実であるにもかかわらず, 理学療法や代替療法に歳出される本邦の医療費は大きく, その金額にも大きな幅が存在する.

【エビデンスの強さ】
■　D：効果の推定値がほとんど確信できない

【推奨の強さ】
　　■　明確な推奨ができない

○解説○

　腰椎椎間板ヘルニアの病態が脱出椎間板による神経根の圧迫とそれによる炎症が主体であるという事実から考えると，保存的治療は症状の自然寛解が得られるまで，あるいは手術などの根本治療へ移行するまでは対症療法が望ましい．種々の保存的治療のうち，本邦での臨床の実情から，運動療法，牽引療法，超音波，コルセットの有効性について疼痛緩和，Oswestry Disability Index（ODI）の評価による身体機能の改善度，副作用，コスト，益と害の面から検証した．

1. 運動療法

　腰椎椎間板ヘルニア患者に対する運動療法が疼痛緩和や身体機能の改善に効果的であるという質の高い研究論文はない．医療者の管理下に，個別に身体機能改善を目的とした運動療法を行った群と助言のみを行った群で比較した結果，前者のほうが治療介入開始10週時の腰痛とODIが有意に改善した[1]．また，ドローイン動作，下向きブリッジなどの体幹筋エクササイズといった腰椎の安定性向上を促す運動療法を行った群と運動をしない群とを比較した4週間ずつのクロスオーバー試験の結果，運動療法を実施した群において下肢伸展挙上テスト（straight leg raise test：SLRT）陽性率の低下と可動域の改善を認めた[2,3]．しかしながら介入の不均一性など質の高い研究ではなく，腰椎椎間板ヘルニアに対する運動療法の効果のさらなる検証が期待される．

2. 牽引療法

　腰椎椎間板ヘルニアの疼痛緩和，日常生活動作の改善を目的とした牽引療法は，腰椎を牽引することでヘルニア塊による神経組織の持続的圧排の軽減，脊柱周囲の拘縮した筋組織のストレッチにより疼痛緩和と機能改善を期待するものであるが，その有効性は明確には示されていない．腰椎椎間板ヘルニア患者に対してホットパックと低周波治療を行った群と，さらにコンピュータ制御の牽引機器を用いた牽引療法（20分/週）を併用した牽引療法実施群を比較したRCTでは，治療開始10週時点での腰痛，下肢痛と日常生活動作の障害程度において牽引療法実施群で有意な改善を認めた[4]．

3. 超音波療法

　腰椎椎間板ヘルニア患者の疼痛緩和を目的として，皮膚の上から超音波の機械的振動を生体に与え，その温熱作用とマイクロマッサージ作用による疼痛緩和や血流促進，組織の修復等を期待する超音波療法が本邦では行われている．腰椎椎間板ヘルニア患者をレーザー治療群（3.8Wを14分，1,064nm波長，GaAlAsレーザー），超音波療法群（1.5W/cmを6分，腰椎部の皮膚表面），内服治療と運動療法（腰椎のアイソメトリック運動）を行った群の3群に分けて3ヵ月間治療を行ったRCTの結果，すべての群で治療前より疼痛が改善し，レーザーと超音波療法のほうが効果の持続が長かった[5]が，より直接的な質の高い研究による効果の検証が期待される．

4. コルセット

　疼痛を訴える腰椎椎間板ヘルニア患者に対し局所の安静目的にコルセットが処方されることも本邦の臨床状況から考えられるが，コルセットの有効性を検証した文献は渉猟し得た範囲で存在しなかった．

　委員会では，腰椎椎間板ヘルニア患者に対する理学療法や代替療法の直接的な有効性を示したプラセボとの RCT が同定されなかったことから，システマティックレビューを行うことは困難であった．今後対プラセボに加え，他の保存的治療や手術的治療と比較した臨床研究が行われることが望ましいとの議論がなされ，本 Question を Future Research Question とすることを決定した．

文献

1) Hahne AJ, et al. Individualized functional restoration as an adjunct to advice for lumbar disc herniation with associated radiculopathy. A preplanned subgroup analysis of a randomized controlled trial. Spine J 2017; **17**(3): 346-359.
2) Hahne A, et al. Conservative management of lumbar disc herniation with associated radiculopathy: a systematic review. Spine (Phila Pa 1976) 2010; **35**(11): E488-E504.
3) Pirbudak L, et al. Epidural corticosteroid injection and amitriptyline for the treatment of chronic low back pain associated with radiculopathy. The Pain Clinic 2003; **15**(3): 247-253.
4) Moustafa IM, et al. Extension traction treatment for patients with discogenic lumbosacral radiculopathy: a randomized controlled trial. Clin Rehabil 2013; **27**(1): 51-62.
5) Boyraz I, et al. Comparison of high-intensity laser therapy and ultrasound treatment in the patients with lumbar discopathy. Biomed Res Int 2015; **2015**: 304328.

Clinical Question 3

手術的治療は保存的治療と比べて有用か

推奨			
推奨文	推奨度	合意率	エビデンスの強さ
●腰椎椎間板ヘルニア患者に対する手術的治療は，術直後から少なくとも6ヵ月は疼痛軽減や機能改善に関して保存的治療よりも優れており，厳密な評価のもと適応と考えられる患者に対し，手術的治療を行うことは弱く推奨される．	2	50%	B

※推奨度に対する合意率：本 CQ に関する推奨度は，第 7 回本ガイドライン策定委員会に出席した各委員の投票によって決定された．1 回目の投票においては推奨度 1（行うことを強く推奨する）が 5 票，推奨度 2（行うことを弱く推奨する）が 9 票，合意率は 64％となり，委員会で定めた 70％の合意率にいたらなかった．そのため，それぞれの推奨を行った各委員の意見をもとに議論を進め，2 回目の投票を行った．その結果，推奨度 1 が 7 票，推奨度 2 が 7 票，合意率は 50％となり，やはり合意の決定にはいたらなかった．結論として，委員全員が手術的治療を行うこと自体は推奨していること，ガイドライン委員会における規定により，推奨度の強弱で意見が分かれ集約が困難となった場合は「弱く推奨する」ことに定められていることより，本 CQ の推奨度は「行うことを弱く推奨する」に決定した．

○解説のまとめ○

○疼痛を主症状とする腰椎椎間板ヘルニア患者に対する手術的治療は，術直後から少なくとも 6 ヵ月は疼痛ならびに ADL/QOL の早期改善効果に関して保存的治療よりも優れていた．

○手術的治療の長期成績に関しては，術後 8 年以上のより長期にわたって疼痛軽減や機能改善において保存的治療よりも優れている可能性があるが，一定の見解は得られていない．

○保存的治療および多種の手術的治療における合併症とその頻度について，対象論文においては厳密に検討されておらず，今後の研究が必要である．

○費用対効果，労災補償，教育などが各種治療の有用性へ与える影響に関して，本邦における質の高い研究は存在せず，今後の検討が必要である．

【作成グループにおける，推奨に関連する価値観や好み】

本 CQ の作成にあたり，各治療が除痛，ADL/QOL の改善，費用対効果に与える影響を重視して評価した．

【推奨の強さに影響する要因】

◉アウトカム全般に関する全体的なエビデンスが強い

■ 1：はい

説明：手術的治療は保存的治療の継続と比較して，短期に除痛が得られ，ADL の改善を見込めるという高いエビデンスがある．しかし長期に関しては手術的治療の優位性を示すものと同等の成績を示すもの，双方の相反する高いエビデンスが存在し一定の見解は得られていない．

⦿益と害とのバランスが確実（コストは含めない）
　■　2：いいえ
　　説明：術後早期の疼痛ならびに ADL/QOL 改善に関しては手術的治療が有益と思われるが，
　　　　　手術に伴う合併症のリスクは避けられない．
⦿患者の価値観や好み，負担の確実さ
　■　2：いいえ
　　説明：患者の重症度ならびに嗜好により，大きく異なると考えられる．
⦿正味の利益がコストや資源に十分見合ったものかどうか
　■　2：いいえ
　　説明：特に本邦における費用対効果に関する質の高い論文は存在しない．
【エビデンスの強さ】
　■　B：効果の推定値に中程度の確信がある
【推奨の強さ】
　■　2：行うことを弱く推奨する

○解説○

　腰椎椎間板ヘルニアの初期治療は保存的治療が原則であるが，馬尾症候群や進行性あるいは重度の麻痺を生じた場合など，必要な状況においては手術的治療が選択される．一方で手術が必須でないと診断される患者に対しては，客観的なデータをもとに双方の有用性を評価し，患者個々にとってどちらが利益をもたらすかを判断することが重要である．

　前版では手術的治療において，術式間の成績が評価されたが，手術的治療と保存的治療の直接比較は行われていなかった．今回の評価対象となった論文のなかで，外科的治療と保存的治療の臨床成績を直接比較した治療法間 RCT は複数存在するものの，論文によって対象となる患者の背景因子，評価の時期や方法が異なるためメタアナリシスは困難と判断し，質的評価を行った．

　The Leiden – The Hague Spine Intervention Prognostic Study Group が行った治療法間 RCT において，6～12 週間持続する坐骨神経痛を有する腰椎椎間板ヘルニア患者を対象に，顕微鏡視下でヘルニア摘出を行った手術的治療群と，教育や内服などを中心とした保存的治療群が比較されている．介入後 8 週時点において，腰痛ならびに下肢痛 VAS，RDQ，SF-36 の下位尺度のうち body pain，physical function，mental health，vitality，general health は有意に手術的治療群で改善度が高かったものの，26 週時点において有意差を示したのは下肢痛 VAS のみで，52 週時点ではすべての評価項目で有意差を認めなかった[1,2]．結論として，手術的治療による疼痛ならびに ADL/QOL に対する早期改善効果は 26～52 週までの限定的なものであった．

　一方で，米国の Spine Patient Outcomes Research Trial：SPORT による，手術的治療適応の候補となる LDH 患者（$n = 501$）を対象とした治療法間 RCT において，標準的な椎間板切除術が予定された手術的治療群と，教育・カウンセリング，NSAIDs 内服，硬膜外ブロック，理学療法，麻薬投与などの標準的な保存的治療の継続が予定された保存的治療群が比較されている[3]．Intent-to-treat（ITT）analysis[*1] において，下肢痛の改善度は介入後 5 年経過時まで有意に手術的治療群で良好であったが，腰痛の改善に関しては術後 2 群間で有意差は認めなかった．ADL/QOL に関しては SF-36 の body pain ならびに physical function，ODI は，外科的治療群において介入後 1～8 年間改善度が大きい傾向を示したものの，有意差を認めなかった．この結果は手術的治療群として解析された 233 例のなかに実際には手術的治療が行われていない 87 例が含まれ，保存的治療群として解析された 241 例のなかに経過観察期間中に手術的治療が施行された 119 例が含まれていること

（いわゆるクロスオーバー）に留意すべきである．一方の as-treated analysis[※1] では，下肢痛，腰痛，ならびに SF-36 の body pain および physical function，ODI のいずれの改善度も介入後 1～8 年間，統計学的に有意に手術的治療群で優れていた（$p < 0.001$）．RCT において ITT analysis は標準的な解析方法であるが，クロスオーバー率の高い SPORT においては，同一の対象患者に対し 2 つの異なる解析手法で異なる結果が示されている．その解釈に注意を要することを加味すると，保存的治療に対する手術的治療の優位性は，術後短期間での疼痛ならびに ADL/QOL 改善効果として確実に認められるものの，それが半年～1 年ほどの期間に限られたものなのか，あるいはそれ以上の長期に及ぶものなのかについては，いまだコンセンサスが得られていない．また，前出の治療法間 RCT はいずれも解析対象が疼痛を主症状とする患者群であり，The Leiden – The Hague Spine Intervention Prognostic Study Group ならびに SPORT の双方の研究において，馬尾症候群や進行性あるいは重度の麻痺を呈する患者は除外されている．したがって予後を考慮した際に，そもそも保存的治療の継続が望ましくない患者が対象に含まれていないことから，本来手術的治療が望ましい症例に対して保存的治療の継続を勧めるものではないことに留意されたい（第 5 章も参照のこと）．

　費用対効果に関しては，手術的・保存的治療の Quality-Adjusted Life Years: QALY[※2] と治療に要したコストを術後 2 年にわたり比較した SPORT の報告がある．平均 QALY 獲得量は手術的治療群で 1.64（95% CI 1.62～1.67），保存的治療群で 1.44（95% CI 1.41～1.47）であり，その差異は 0.21（95% CI 0.16～0.25）であった．要した平均コストを算出すると，手術的治療は保存的治療より 1QALY を獲得するために要するコストは $69,403（約 743 万円）[※3] 増加していたものの，腰椎椎間板ヘルニアに対する手術的治療は経済的に見合った治療であると結論づけている[4]．また，スイスにおける保険のデータを術後 2 年にわたり解析した研究によると，手術的治療は保存的治療と比較して，1QALY あたり 10,000 スイスフラン（約 110 万円）[※3] 費用対効果が優れている可能性があるものの，スイスの保険制度においては効果が高いとは言えないと結論付けられている[5]．これらの論文は，治療に要した医療費の比較であるが，費用対効果には治療にかかわる医療費などの直接費用の損失と，労働の損失による生産の低下などの間接費用の損失の双方を考慮に入れる必要がある．手術的治療は短期的に直接費用を増加させるが，その有用性が長期に及ぶほど，直接費用のみならず間接費用により相殺される．これらの費用はそれぞれ国の情勢により異なることが予想されるが，本邦での質の高い論文は存在しない．

　労災補償の影響に関しては，as-treated analysis で介入後 2 年間にわたり解析された SPORT 研究において，労災補償の有無にかかわらず，手術的・保存的治療群ともに有意に臨床成績は改善し，一定の治療効果を示した．一方，補償を受けていた群において，介入後 2 年の時点で下肢痛が再燃する傾向を示し，この時点で補償を受けていない群と比較し下肢痛の改善度に有意差が認められた．また ODI ならびに SF-36 の改善度は，介入後 6 ヵ月，1 年，2 年時点において有意に補償を受けていた群で低くなっており，労災補償は保存的治療ならびに手術的治療の双方にネガティブな影響を与えることが示されている[6]．また教育水準が治療成績に与える影響を ODI，SF-36 により介入後 4 年まで評価した SPORT サブ解析の as-treated analysis において，教育の水準は保存的治療の成績に影響を与えていた．治療介入開始後 1 年，ならびに 4 年時点での評価において，手術的治療の成績は教育水準による差異を認めなかった一方で，保存的治療群では教育水準が高いほど有意に成績が良好であった[7]．労災や教育水準に関しても本邦から質の高いエビデンスは発信されておらず，今後の検討課題である．

[※1] SPORT には intent-to-treat analysis と as-treated analysis という 2 種類の異なる解析手法が用いられている．Intent-to-treat analysis は，対象者が割り付けられた治療を完結したか，ある

いは経過中に別の治療に転換（クロスオーバー）したかにかかわらず，最初に割り付けた群にしたがって分析する手法である．Intent to-treat analysis では，クロスオーバーした対象者の成績が，そのまま最初の割り付け時の治療成績として分析されるため，治療そのものよりも治療方針を評価する意義がある．一方で as-treated analysis は，対象者に対し実際に行われた治療法の治療成績を比較する分析法であり，クロスオーバーした患者群はエントリー時とは異なる群の解析に加えられる．SPORT の高いクロスオーバー率は本研究デザインの欠点としてしばしば議論となるところである．

[※2] Quality-Adjusted Life Years：QALY（質調整生存年）とは，EQ-5D より算出した QOL 評価と生存年数を表現する指標であり，1QALY 延長するために必要な経費から費用対効果の評価が可能である．

[※3] 為替レートは 2020 年 5 月中旬現在のもの．

文献

1) Peul WC, et al. Surgery versus prolonged conservative treatment for sciatica. N Engl J Med 2007; **356**(22): 2245-2256.
2) Peul WC, et al. Prolonged conservative care versus early surgery in patients with sciatica caused by lumbar disc herniation: two year results of a randomised controlled trial. BMJ 2008; **336**(7657): 1355-1358.
3) Lurie JD, et al. Surgical versus nonoperative treatment for lumbar disc herniation: eight-year results for the spine patient outcomes research trial. Spine (Phila Pa 1976) 2014; **39**(1): 3-16.
4) Tosteson AN, et al. The cost effectiveness of surgical versus nonoperative treatment for lumbar disc herniation over two years: evidence from the Spine Patient Outcomes Research Trial (SPORT). Spine (Phila Pa 1976) 2008; **33**(19): 2108-2115.
5) Ademi Z, et al. Cost-effectiveness of primarily surgical versus primarily conservative treatment of acute and subacute radiculopathies due to intervertebral disc herniation from the Swiss perspective. Swiss Med Wkly 2016; **146**: w14382.
6) Atlas SJ, et al. The impact of workers' compensation on outcomes of surgical and nonoperative therapy for patients with a lumbar disc herniation: SPORT. Spine (Phila Pa 1976) 2010; **35**(1): 89-97.
7) Olson PR, et al. Lumbar disc herniation in the Spine Patient Outcomes Research Trial: does educational attainment impact outcome? Spine (Phila Pa 1976) 2011; **36**(26): 2324-2332

Clinical Question 4

手術的治療のなかで推奨される治療は何か

推奨			
推奨文	推奨度	合意率	エビデンスの強さ
●通常の椎間板切除術（肉眼手術・顕微鏡視下手術・内視鏡手術）のいずれを用いてもよい.	1	92%	C

※推奨度に対する合意率：すべての術式において良好な成績が得られ，どの術式が最も優れているとは言い難いという点については 100％の合意が得られた.

○解説のまとめ○

○ 通常の椎間板切除術(肉眼手術・顕微鏡下手術・内視鏡手術)においては，どの術式においても術後改善がみられ，術後 1 年以降の改善度に差はない.

○ 内視鏡手術は職場復帰・スポーツ復帰に優位性が高いとの報告もあるが，今後エビデンスの高い研究が望まれる.

【作成グループにおける，推奨に関連する価値観や好み】

本 CQ に対する推奨の作成にあたっては，顕微鏡・内視鏡の使用による効果，合併症，費用対効果を重要視した.

【推奨の強さに影響する要因】

◉アウトカム全般に関する全体的なエビデンスが強い

■ 2：いいえ

説明：どの術式も遜色ないが，術後早期の疼痛改善，職場復帰を考えると顕微鏡・内視鏡手術に優位性がある. ただし，神経障害の合併症のリスクを考慮すれば，必ずしも推奨できるわけではない.

◉益と害とのバランスが確実（コストは含めない）

■ 2：いいえ

説明：術後早期の疼痛改善，職場復帰の点では，顕微鏡・内視鏡の使用が有益と思われるが，神経障害の合併症のリスクは避けられない.

◉患者の価値観や好み，負担の確実さ

■ 2：いいえ

説明：患者および家族の意向は大きくばらつくと考えられる.

◉正味の利益がコストや資源に十分見合ったものかどうか

■ 2：いいえ

説明：現存する報告においては，内視鏡手術が高額とされている.

【エビデンスの強さ】

■ C：効果の推定値に対する確信は限定的である.

【推奨の強さ】

■ 1：行うことを強く推奨する

○解説○

1．臨床症状・神経症状の改善（疼痛・神経学的所見）

　術後1年の腰痛VAS（図1）・下肢痛VAS（図2）に関しては，顕微鏡の使用の有無で差はなかった[1,2]．

　MEDの使用について，MDとの比較では，術後4週における腰痛VAS（図3）・下肢痛VAS（図4）についてメタアナリシスが可能であったが，両群間に差はなかった[3,4]．

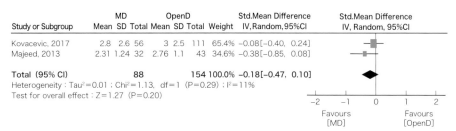

図1　術後腰痛VAS（顕微鏡使用の有無による比較）

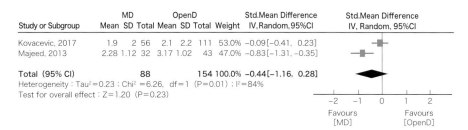

図2　術後下肢痛VAS（顕微鏡使用の有無による比較）

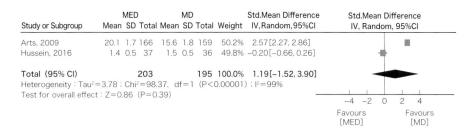

図3　術後腰痛VAS（MEDとMDの比較）

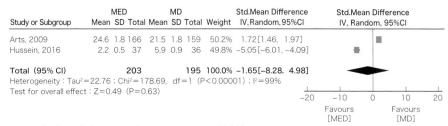

図4　術後下肢痛VAS（MEDとMDの比較）

FEDの使用について，ODとの比較では，術後3ヵ月までのJOAスコアやVASの改善度としてはFEDが優位であったが，1年経過後は不変であった[5,6]．

2．職場復帰・スポーツ復帰

MDとMEDを比較した2編のRCT（治療法間）によると，職場復帰の早さに関してはMEDの優位性が示されている[4,7]．ただし，この2編は同一グループによる論文であり，ヘルニアのtypeの違いによるものである．スポーツ復帰に関しては，該当する質の高い論文は存在しなかった．

3．神経障害

ODとMDを同一群として，MEDとFEDの3つの術式間のメタアナリシスを行った報告では，術中の神経損傷はMEDと比較してFEDで有意に高頻度であった[8]．FEDを実施する際には十分な教育（各術式の特性の理解）・術前計画・手術トレーニングが必要である．

4．費用対効果

各術式の費用対効果について明確に記載されているRCT（治療法間）は1編のみであった[9]．2010年に報告された結果であるが，OD，MD，MEDの3つの術式にかかった諸経費（手術室使用費，硬膜損傷時のフィブリン糊の費用，入院費用なども含めた）は，MEDはOD/MDに比べて有意に高額であった．しかし，保険制度や診療報酬点数の相違点などから本邦においては同様の結果が得られるとは考えにくく，本邦における各術式間の費用対効果の違いについて，今後データを蓄積していくことが必要である．

文献

1) Kovacevic V, et al. Standard lumbar discectomy versus microdiscectomy - differences in clinical outcome and reoperation rate. Acta Clin Croat 2017; **56**(3): 391-398.
2) Majeed SA, et al. Comparison of outcomes between conventional lumbar fenestration discectomy and minimally invasive lumbar discectomy: an observational study with a minimum 2-year follow-up. J Orthop Surg Res 2013; **8**: 34.
3) Arts MP, et al. diskectomy vs conventional microdiskectomy for sciatica: a randomized controlled trial. JAMA 2009; **302**(2): 149-158.
4) Hussein M. Minimal incision, multifidus-sparing microendoscopic diskectomy versus conventional microdiskectomy for highly migrated intracanal lumbar disk herniations. J Am Acad Orthop Surg 2016; **24**(11): 805-813.
5) Ning HX, et al. Percutaneous transforaminal endoscopic discectomy and miniincision surgery in the treatment of lumbar intervertebral disc protrusion. J Biol Regul Homeost Agents 2018; **32**(3): 565-569.
6) Ding ZM, et al. Clinical outcomes of percutaneous transforaminal endoscopic discectomy versus fenestration discectomy in patients with lumbar disc herniation. J Int Transl Med 2017; **5**(1): 29-33.
7) Hussein M, et al. Surgical technique and effectiveness of microendoscopic discectomy for large uncontained lumbar disc herniations: a prospective, randomized, controlled study with 8 years of follow-up. Eur Spine J 2014; **23**(9): 1992-1999.
8) Shriver MF, et al. Lumbar microdiscectomy complication rates: a systematic review and meta-analysis. Neurosurg Focus 2015; **39**(4): E6.
9) Teli M, et al. Higher risk of dural tears and recurrent herniation with lumbar micro-endoscopic discectomy. Eur Spine J 2010; **19**(3): 443-450.

第5章　予後

はじめに

　腰椎椎間板ヘルニアの予後は概ね良好とされているが，疼痛や麻痺の遺残，職場復帰困難例や再手術を必要とする場合も少なからず存在する．本章では，これまでに行われてきた膨大な臨床研究のなかから腰椎椎間板ヘルニアの予後や，予後と因果関係がある因子について記載のある論文を抽出し，現時点での知見を示す．

　予後を示す客観的指標に，疼痛や包括的健康関連 QOL，再発率などがよく用いられるが，患者の多くは青壮年期の活動性が高い時期であり，疼痛緩和だけではなく，職場やスポーツ現場への復帰などの社会活動に関する関心も高い．これらの観点から以下の 7 つの BQ を設定し，それに基づく検索を行い，システマティックレビューを行った．

Background Question 17　再発率と再手術率はどの程度か
Background Question 18　下垂足や膀胱直腸障害を伴う重度神経障害は外科的治療で改善するか
Background Question 19　治療後に職場復帰できるのはどのくらいか
Background Question 20　治療後にスポーツ復帰できるのはどのくらいか
Background Question 21　手術の後療法の内容により予後は変わるか
Background Question 22　手術成績の予後に影響を与える要因は何か
Background Question 23　術後経過に影響を及ぼす処置はあるか

　本章作成にあたり，抽出した 5,934 件の論文のうち一次選択において 358 論文が採択され，構造化抄録作成後の文献評価から 98 論文を採択した．BQ 21 に関しては内容に合致する質の高い臨床試験の報告が確認されなかったため，初版から第 2 版で引用された論文も含め本文を作成した．

本章のまとめ

　腰椎椎間板ヘルニアに対する手術的治療は概ね良好とされているが，再手術例も少なからず存在する．再手術の要因として最も多いのはヘルニアの再発であり，再発ヘルニアによる再手術率は，追跡期間が長くなるほど高く，累積再手術率は術後 1 年で 0.5～4.0％，術後 2 年で 1.6～9.6％，術後 5 年で 1.5～8.5％程度である．

　腰椎椎間板ヘルニアの手術成績に影響を与える要因について，最近のシステマティックレビューをまとめると，若年，良好な心理状態であること，術前下肢痛 VAS が高い，労災関連ではないことは疼痛や日常生活動作などの臨床成績を向上させる要因となり，喫煙，糖尿病の併存や，protrusion type，椎間板高が高い，椎間板の可動性が大きいヘルニアは再発のリスク要因となる．下肢麻痺が遷延するリスク要因は脊柱管占拠率の高い症例と重度神経障害であり，MMT 3 以下の重度下肢麻痺が存在しても手術的治療により 40％程度の症例で麻痺症状の改善を認めるが，重度の馬尾症状を呈している場合には，40％程度の症例で排尿，排便障害が残存する．

　職場やスポーツへの復帰に関しては，治療経過中に手術的治療に移行した症例を含めて手術的治療と保存的治療の復帰率に大きな差はない．手術的治療の職場復帰率は術後 3 ヵ月で 44～100％，1 年で 72～90％，8 年で 82.5％程度であり，プロスポーツレベルにおいて，保存的治療・手術的治療ともにスポーツ復帰率は約 80％以上と報告されている．

Background Question 17

再発率と再手術率はどの程度か

要約

- 画像診断でヘルニアの再発を認めても，症状を伴わない例が存在する．
- 再手術の原因として最も多いのはヘルニアの再発である．
- ヘルニアの再発に対する再手術は，追跡期間が長くなるほど高くなる傾向を認め，累積再手術率は術後 1 年で 0.5〜4.0％，術後 2 年で 1.6〜9.6％，術後 5 年で 1.5〜8.5％である．

○解説○

　腰椎椎間板ヘルニア再発の定義は各報告により異なる．ヘルニアの再発とは，厳密には症状，画像ともに一時的な改善を認めた後，同一部位から新たなヘルニアが出現・再燃した場合である．そうした場合でも，実際には症状がないものから，再手術にいたるものまで様々な病態が存在する．ヘルニアの再発率に関する研究の多くが手術的治療患者を対象としているため，本 BQ 17 では，1）画像的にヘルニアの再発が認められる頻度，2）再手術を要した症候性再発ヘルニアの頻度，3）種々の要因を含む腰椎椎間板ヘルニアの再手術の頻度を基に，再発率，再手術率についてのレビューを行った．

1．無症候性再発ヘルニアについて

　症候性，無症候性にかかわらず画像診断によりヘルニアの再発の有無を前向きに調査した研究では，初回手術と同一椎間板高位で再発ありと診断された割合は術後 2 年で 23.1％（25/108）であり，そのうち 56％（14/25）は無症候性であった[23]．術後 MRI を読影する際は，無症候性のヘルニアの再発の存在に留意する必要がある．

2．手術を要した症候性再発ヘルニアの頻度と初回術式間の比較

　再手術を要した症候性再発ヘルニアの発生頻度を表 1 にまとめた．術式別に検討すると，標準的椎間板切除術は 0〜23.1％，顕微鏡下椎間板切除術は 0〜23％，内視鏡下椎間板切除術は 1.6〜6.1％，全内視鏡下椎間板切除術は 0〜12.5％であった．追跡期間が明確な論文をもとに術後経過期間と再発ヘルニアに対する再手術率との関係を図 1 に示す[8〜17, 19, 26]．再発ヘルニアに対する再手術率は，追跡期間が長くなるほど高くなる傾向を認め，累積発生率は術後 1 年で 0.5〜4.0％，術後 2 年で 1.6〜9.6％，術後 5 年で 1.5〜8.5％であった．

　術式間の再発による再手術率の差に関しては，2 つのシステマティックレビューがある．1 編は全内視鏡下，内視鏡下，標準的椎間板摘出術を比較し，術式間で再発率に差はないとしている[6]．また，もう 1 編は低侵襲椎間板切除術（内視鏡使用）と標準的椎間板切除術とを比較した RCT のメタアナリシスであり，低侵襲手術で再発率が高かった[5]．研究デザインや追跡期間，術式の詳細，報告された時代によって再発率には幅があるため，今後も検討が必要である．

　ヘルニア摘出術（herniotomy）と椎間板切除術（discectomy）の臨床成績を比較した研究では，3 編のシステマティックレビュー，メタアナリシスがある．1 編ではヘルニア摘出術のほうが再発率は高かったが術後 2 年の臨床成績は良好[3]，他編では再発率は変わらなかったが臨床成績はヘルニア摘出術のほうが良好[4]で，もう 1 編では再発率・臨床成績ともに両群に有意差はなかった[7]．いず

表 1 腰椎椎間板ヘルニア術後再発に関する採用論文のサマリー

文献	研究デザイン	症例数	術式	追跡期間	再発率（%）
Parker SL, et al 2015 [1]	システマティックレビュー	21,180（90論文）	顕微鏡下椎間板摘除術（tubular microdiscectomy 89%, open microdiscectomy 11%）	-	5.3（0～23）
Yin S, et al 2018 [2]	システマティックレビュー	23,930（63論文）	全内視鏡下椎間板切除術 interlaminar（椎弓間）法 transforaminal（経椎間孔）法	-	3.6（0～12.5） 4.2 3.6
Chang X, et al 2014 [5]	メタアナリシス	2,139（16論文）	低侵襲椎間板摘除術（minimally invasive discectomy）標準的椎間板摘除術（standard discectomy）	-	7.7（1.8～11.4） 3.8（0～5.2）
Shriver MF, et al 2015 [6]	システマティックレビュー	2,969（29論文）	全内視鏡下椎間板切除術（percutaneous endoscopic lumbar discectomy）内視鏡下椎間板切除術（microendoscopic discectomy）標準的椎間板切除術（standard discectomy）	-	3.9（3.8～5.6） 3.1（1.8～5.1） 4.4（2.7～6.1）
McGirt MJ, et al 2009 [3]	システマティックレビュー	13,359（54論文）	ヘルニア摘出術（limited discectomy）椎間板切除術（aggressive discectomy）	-	7（2～18） 3.5（0～9.5）
Azarhomayoun A, et al 2015 [7]	システマティックレビュー	746（5論文）	ヘルニア摘出術（sequestrectomy）椎間板切除術（discectomy）	-	3.5（1.3～12.5） 3.7（1.2～10.5）
Ran J. et al 2015 [4]	メタアナリシス	1,648（12論文）	ヘルニア摘出術（sequestrectomy）椎間板切除術（discectomy）	-	6.6（1.0～21.2） 4.7（0～10.5%）
Wera GD, et al 2008 [8]	観察研究	1,320	椎間板切除術（subtotal lumbar discectomy）	1年	1
Kim MS, et al 2009 [9]	観察研究	241	椎間板切除術（open discectomy）	8.6年	7.1
Li Z, et al 2018 [10]	観察研究	321	椎間板切除術（discectomy）	6年	18.1
Leven D, et al 2018 [11]	観察研究	810	椎間板切除術（open discectomy）	1年 2年 3年 4年 5年 6年 7年 8年	4 5 6 6 7 8 8 9
Kim KT, et al 2009 [12]	観察研究	171	顕微鏡下椎間板切除術（microdiscectomy）	4.7年	8.4
Shick U, et al 2009 [13]	観察研究	200	顕微鏡下ヘルニア摘出術（sequestrectomy）顕微鏡下椎間板切除術（microdiscectomy）	3年 3年	1 2
Moliterno JA, et al 2010 [14]	観察研究	217	顕微鏡下椎間板切除術（tubular microdiscectomy）	19.1ヵ月	9.5
Fakouri B, et al 2011 [15]	観察研究	96	顕微鏡下ヘルニア摘出術（sequestrectomy）顕微鏡下椎間板切除術（microdiscectomy）	33.3ヵ月 32.4ヵ月	4.2 5.6
Aizawa T, et al 2012 [16]	観察研究	5,626	顕微鏡下椎間板切除術（その他の術式：183例）	1年 5年 10年 15.7年	0.5 1.4 2.1 2.8
Shamji MF, et al 2014 [17]	観察研究	172	顕微鏡下ヘルニア摘出術（sequestrectomy）顕微鏡下椎間板切除術（microdiscectomy）	6年 6年	15 6
Kotil K, et al 2014 [26]	観察研究	125	顕微鏡下ヘルニア摘出術（sequestrectomy） 顕微鏡下椎間板切除術（aggressive microdiscectomy）	1年 5年 1年 5年	2.1 4.1 1.3 1.5
Al-Afif S. et al 2017 [18]	観察研究	460	顕微鏡下椎間板切除術（microsurgical disk surgery）	-	10.5
Kulkarni AG, et al 2014 [19]	観察研究	188	内視鏡下椎間板切除術（microendoscopic discectomy）	22（8～69）ヵ月	1.6
Hong X, et al 2015 [20]	観察研究	1,263	内視鏡下椎間板切除術（microendoscopic discectomy）	-	6.1
Yao Y, et al 2016 [21]	観察研究	3,689	内視鏡下椎間板切除術（microendoscopic discectomy）	-	3.0
Yao Y, et al 2017 [22]	観察研究	3,378	全内視鏡下椎間板切除術（percutaneous endoscopic lumbar discectomy）	-	3.4

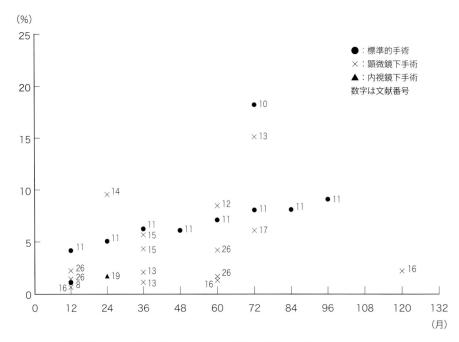

図1　追跡期間別，腰椎椎間板ヘルニアの術後累積再発率

れの論文も，質の高い RCT が含まれていないため結果のエビデンスレベルが低いことに言及している．

3．再手術率とその要因

　ヘルニアの再発も含めた術後再手術率を追跡期間別にまとめた（図2）[11, 12, 16, 17, 24, 27〜31]．10編の論文のうち，6編は健康保険などのデータベースを用いた大規模なレジストリデータからの引用である．累積再手術率は，術後1年で0.6〜7.4％，術後2年で8.0〜10.5％，術後5年で2.4〜13.4％であった．

　再手術にいたった原因は，椎間板切除術における米国の前向き研究（SPORT 研究）ではヘルニアの再発（62％），合併症やその他の要因（25％），他の椎間板高位での新規病変の発生（11％）と報告されている[11]．また，カナダの研究では術後6年間に10％の症例に再手術が行われ，このうち初回と同一椎間板高位の再手術率は6％で，他の椎間板高位の手術率は4％であった[17]．追跡期間が長くなると新規病変の発生に留意する必要がある．また，症候性の再発ヘルニアのなかには術前の症状と反対側に症状が出現する例も存在する．再手術を要するヘルニアの再発が8.4％（14/171）発生し，そのうち同一椎間，反対側に再発した例が2.3％（4/171）であったという報告や，再発した14例のうち8例が初回治療時と異なる場所にヘルニアが再発していたという報告がある[8, 12]．

　全内視鏡下椎間板切除術においては，術後早期に再手術になった症例についての報告があり，6週以内の再手術率は4.3％，再手術の理由の内訳は摘出不十分64.9％，ヘルニア再発17.9％であったと報告されている[24]．

4．再手術症例の臨床成績

　再手術症例の臨床成績に関しては，初回手術と比較して劣るという前向き研究[11]と，初回手術

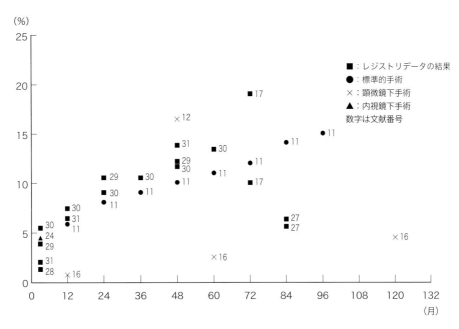

図2　追跡期間別，腰椎椎間板ヘルニアの術後累積再手術率

と同一椎間板高位・同側の再発であれば初回手術と同等であったとするシステマティックレビューがあり，見解が分かれている[25]．

文献

1）Parker SL, et al. Incidence of low back pain after lumbar discectomy for herniated disc and its effect on patient-reported outcomes. Clin Orthop Relat Res 2015; **473**(6): 1988-1999.

2）Yin S, et al. Prevalence of recurrent herniation following percutaneous endoscopic lumbar discectomy: a meta-analysis. Pain Physician 2018; **21**(4): 337-350.

3）McGirt MJ, et al. Recurrent disc herniation and long-term back pain after primary lumbar discectomy: review of outcomes reported for limited versus aggressive disc removal. Neurosurgery 2009; **64**(2): 338-344; discussion 344-345.

4）Ran J, et al. Comparison of discectomy versus sequestrectomy in lumbar disc herniation: a meta-analysis of comparative studies. PLoS One 2015; **10**(3): e0121816.

5）Chang X, et al. safety and efficacy of minimally invasive discectomy: a meta-analysis of prospective randomised controlled trials. Int Orthop 2014; **38**(6): 1225-1234.

6）Shriver MF, et al. Lumbar microdiscectomy complication rates: a systematic review and meta-analysis. Neurosurg Focus 2015; **39**(4): E6.

7）Azarhomayoun A, et al. Sequestrectomy versus conventional microdiscectomy for the treatment of a lumbar disc herniation: a systematic review. Spine (Phila Pa 1976) 2015; **40**(24): E1330-E1339.

8）Wera GD, et al. Failure within one year following subtotal lumbar discectomy. J Bone Joint Surg Am 2008; **90**(1): 10-15.

9）Kim MS, et al. Recurrence rate of lumbar disc herniation after open discectomy in active young men. Spine (Phila Pa 1976) 2009; **34**(1): 24-29.

10）Li Z, et al. Clinical characteristics and risk factors of recurrent lumbar disk herniation: a retrospective analysis of three hundred twenty-one cases. Spine (Phila Pa 1976) 2018; **43**(21): 1463-1469.

11）Leven D, et al. Risk factors for reoperation in patients treated surgically for intervertebral disc herniation: a subanalysis of eight-year SPORT data. J Bone Joint Surg Am 2015; **97**(16): 1316-1325.

12）Kim KT, et al. Disc height and segmental motion as risk factors for recurrent lumbar disc herniation. Spine (Phila Pa 1976) 2009; **34**(24): 2674-2678.

13）Schick U, et al. Prospective comparative study of lumbar sequestrectomy and microdiscectomy. Minim Invasive Neurosurg 2009; **52**(4): 180-185.

14）Moliterno JA, et al. Results and risk factors for recurrence following single-level tubular lumbar microdiscectomy. J Neurosurg Spine 2010; **12**(6): 680-686.

15）Fakouri B, et al. Lumbar microdiscectomy versus sequesterectomy/free fragmentectomy: a long-term (>2 y) retrospective study of the clinical outcome. J Spinal Disord Tech 2011; **24**(1): 6-10.

16）Aizawa T, et al. Reoperation for recurrent lumbar disc herniation: a study over a 20-year period in a Japanese population. J Orthop Sci 2012; **17**(2): 107-113.

17）Shamji MF, et al. Treatment of herniated lumbar disk by sequestrectomy or conventional diskectomy. World Neurosurg 2014; **82**(5): 879-883.

18）Al-Afif S, et al. Emergency lumbar disk operation: how safe is it? J Neurol Surg A Cent Eur Neurosurg 2017; **78**(3): 250-254.

19）Kulkarni AG, et al. Microendoscopic lumbar discectomy: Technique and results of 188 cases. Indian J Orthop 2014; **48**(1): 81-87.

20）Hong X, et al. Characterization and risk factor analysis for reoperation after microendoscopic diskectomy. Orthopedics 2015; **38**(6): e490-e496.

21）Yao Y, et al. Risk factors for the recurrent herniation after microendoscopic discectomy. World Neurosurg 2016; **95**: 451-455.

22）Yao Y, et al. Risk factors for recurrent herniation after percutaneous endoscopic lumbar discectomy. World Neurosurg 2017; **100**: 1-6.

23）Lebow RL, et al. Asymptomatic same-site recurrent disc herniation after lumbar discectomy: results of a prospective longitudinal study with 2-year serial imaging. Spine (Phila Pa 1976) 2011; **36**(25): 2147-2151.

24）Choi KC, et al. Unsuccessful percutaneous endoscopic lumbar discectomy: a single-center experience of 10,228 cases. Neurosurgery 2015; **76**(4): 372-380; discussion 380-381; quiz 381.

25）Yoshihara H, et al. Revision surgery for "real" recurrent lumbar disk herniation: a systematic Review. Clin Spine Surg 2016; **29**(3): 111-118.

26）Kotil K, et al. Long term results of lumbar sequestrectomy versus aggressive microdiscectomy. J Clin Neurosci 2014; **21**(10): 1714-1718.

27）Virk SS, et al. What is the rate of revision discectomies after primary discectomy on a national scale? Clin Orthop Relat Res 2017; **475**(11): 2752-2762.

28）Vinas-Rios JM, et al. Incidence of early postoperative complications requiring surgical revision for recurrent lumbar disc herniation after spinal surgery: a retrospective observational study of 9,310 patients from the German Spine Register. Patient Saf Surg 2018; **12**: 9.

29）Heindel, et al. Reoperation rates after single-level lumbar discectomy. Spine (Phila Pa 1976) 2017; **42**(8): E496-E501.

30）Kim CH, et al. Reoperation rate after surgery for lumbar herniated intervertebral disc disease: nationwide cohort study. Spine (Phila Pa 1976) 2013; **38**(7): 581-590.

31）Martin BI, et al. Repeat surgery after lumbar decompression for herniated disc: the quality implications of hospital and surgeon variation. Spine J 2012; **12**(2): 89-97.

Background Question 18

下垂足や膀胱直腸障害を伴う重度神経障害は外科的治療で改善するか

要約

● 下垂足を伴う重度神経障害は外科的治療により約4割（25〜64%）は改善するが，麻痺発症からの期間が長くなると改善効果は得られにくい．

● 下肢麻痺が遷延する危険因子は，手術までの期間，術前の下肢麻痺の重症度・術前の脊柱管狭窄率である．

● 膀胱直腸障害を伴う重度神経障害は外科的治療を施行しても，排尿障害が約4割（13.3〜90%），排便障害が約5割（10.5〜90%）で遺残する．

○ 解説 ○

　腰椎椎間板ヘルニアは，時に下垂足や膀胱直腸障害などの重度神経障害を呈することがあり，早期除圧手術が必要となる．外科的治療の有効性を示す意味でも，この重度麻痺がどの程度改善するのかについて明確なデータを示すことは重要である．

　重度麻痺を伴う腰椎椎間板ヘルニア手術に関するシステマティックレビューからのデータを示す．下肢麻痺評価において Medical Research Council（MRC）grade（0〜5 による筋力評価）3 以下の重度下肢麻痺例を 354 例集積し，手術群で 38.4%（25〜64%），保存的治療群で 32% の症例に麻痺の完全回復を認めたと報告されている[1]．重度神経障害に対する外科的治療を支持するエビデンスは低いが，手術群のほうが保存的治療群よりも回復率は高く，外科的治療の効果を否定することはできない．改善した症例の回復までの期間は 6 週〜36 ヵ月と報告により大きな幅がある．またその回復には手術までの期間・術前の下肢麻痺の重症度が大きな影響を与える．

　麻痺発生から 69 日経過した群よりも 35 日以内に手術施行したほうが良好な麻痺改善が得られたとの報告や，麻痺を生じて 70 日以降では手術を行っても症状の改善が得られなかったとする報告がある[1]．1 ヵ月以内であれば，どの時期に手術を施行しても臨床成績には影響がないが，ある一定期間を超えると改善が悪くなることが示唆される．術前の重症度に関しては，回復の程度と関連があるという報告と関係がないとの報告があるが，関連ありと結論付ける報告のほうが多い[1,2]．その他の要因として，年齢・喫煙・アルコール飲酒・呼吸器疾患・糖尿病・疼痛の有無などが検証されているが一定の見解を得ていない．

　排尿，排便障害，性機能障害を伴う腰椎椎間板ヘルニア手術に関するシステマティックレビューの結果を表1に示す．

　15 論文が抽出されており，追跡期間は 17 ヵ月以上であった（3〜24 ヵ月以上）．ほぼすべての報告で腰椎椎間板ヘルニア摘出術もしくは椎弓切除術が施行されていた．排尿障害を呈した 409 例の術後 17 ヵ月以降での排尿障害の残存は 42.5%（13.3〜90）であった．性機能障害は 201 例の術後，44.3%（10〜76.6）に残存していた．また排便障害については，238 例の術後，49.6%（10.5〜90）で残存した．重篤な麻痺（馬尾症状）を呈する腰椎椎間板ヘルニア術後に，膀胱直腸障害は約半数の症例でしか改善が得られなかった[3]．

表 1　採用論文の要約

文献	研究デザイン	症例数	術式	追跡期間	麻痺の改善／残存
Balaji VR, et al 2014 [1]	システマティックレビュー	354（7論文）	顕微鏡下椎間板切除術 椎間板切除術 その他	6〜77ヵ月	MRC 4以上への改善： 　42〜100% 完全回復：25〜64%
Overdevest GM, et al 2018 [2]	RCT	13（早期手術） 11（保存療法） （MRC 3のみを抽出）	椎間板切除術（術式不明） vs. 保存的治療	1年	58%（早期手術）vs. 50%（保存的治療）
Korse NS, et al 2013 [3]	システマティックレビュー	464（15論文）	椎間板切除術 椎弓切除術 部分椎弓切除術 顕微鏡下椎間板切除術 その他	-	排尿障害の残存： 　42.5（13.3〜90.0）% 排便障害の残存： 　49.6（10.5〜90.0）% 性機能障害の残存： 　44.3（10.0〜76.6）%

文献

1) Balaji VR, et al. Recovery of severe motor deficit secondary to herniated lumbar disc prolapse: is surgical intervention important? A systematic review. Eur Spine J 2014; **23**(9): 1968-1977.

2) Overdevest GM, et al. of motor deficit accompanying sciatica--subgroup analysis of a randomized controlled trial. Spine J 2014; **14**(9): 1817-1824.

3) Korse NS, et al. Complaints of micturition, defecation and sexual function in cauda equina syndrome due to lumbar disk herniation: a systematic review. Eur Spine J 2013; **22**(5): 1019-1029.

Background Question 19

治療後に職場復帰できるのはどのくらいか

要約

● 手術的治療と保存的治療の職場復帰率に大きな差はない.

● 手術的治療の職場復帰率は術後 3 ヵ月で 44.4〜100%, 1 年で 72〜89.9%, 8 年で 82.5% である.

● 低侵襲手術のほうが標準的な手術よりも職場復帰率が高く, 職場復帰までの期間が短い.

○ 解説 ○

就労に関するアウトカムは, 職場復帰率・職場復帰までの期間・休職・早期退職率, 恒久的障害補償受給率などがよく用いられる. それぞれの論文で示された就労に関するアウトカムを表 1 にまとめる [1〜9].

1. 職場復帰率と影響を与える要因

手術的治療群の職場復帰率は, 術後 3 ヵ月で 44.4〜100%, 1 年で 72〜89.9%, 8 年で 82.5% であった. 保存的治療に対する職場復帰率の報告は少ないが, 保存的治療群と手術群の職場復帰率を比較した米国の前向き研究 (SPORT 研究) では, intent-to-treat 解析, as-treated 解析ともに保存的治療群の職場復帰率は手術群と差がなかった [4].

術式別に比較したシステマティックレビューの結果では, 職場復帰率は固定術が最も低く, 標準的椎間板切除術よりも低侵襲手術のほうが高いことが示されている [5]. 職場復帰率に負の影響を与える因子としては, 術前休職期間が長い [3,7], 喫煙 [3], 女性 [5,7], 高齢 [5], 精神疾患の併存 [1,5], 教育レベルが低い [1], 再雇用への意欲が低い [1], 腰椎椎間板ヘルニアの既往がある [1], 慢性疾患の併存 [1,5], 術後の疼痛や機能障害の残存 [6] があげられている. 精神疾患の併存に関しては, 術前 12 ヵ月以内に精神疾患の既往がある患者と既往のない患者との比較では, 術後 3 ヵ月の職場復帰率は併存あり 17%, 併存なし 82.9% と大きな差があった [1].

2. 職場復帰までの期間

術式別に職場復帰までの期間を比較したシステマティックレビューでは, 標準的椎間板切除術で 8〜111 日, 顕微鏡下もしくは内視鏡下, 全内視鏡下手術で 5.6〜140 日, 全内視鏡下手術で 5.6〜77 日と報告されており [5], 標準的椎間板切除術よりも内視鏡下手術のほうが短かった [8,9]. また, 術後リハビリテーションについてまとめた Cochrane レビューでは, エビデンスレベルは低いが術後に積極的なリハビリテーション介入を行った方が職場復帰率ならびに復帰までの期間が短かった [2].

文献

1) Zieger M, et al. The impact of psychiatric comorbidity on the return to work in patients undergoing herniated disc surgery. J Occup Rehabil 2011; **21**(1): 54-65.

2) Oosterhuis T, et al. Rehabilitation after lumbar disc surgery. Cochrane Database Syst Rev 2014; (3): CD003007.

3) Andersen MO, et al. Return to work after lumbar disc surgery is related to the length of preoperative sick leave. Dan Med J 2017; **64**(7).

表1　腰椎椎間板ヘルニア治療後の復職に関する採用論文のサマリー

文献	治療法	研究デザイン	対象	追跡期間	就労アウトカム	結果
Zieger M, et al 2011 [1]	手術的治療	観察研究	305	3ヵ月	職場復帰率	44.4% 精神疾患の併存 　有 18.0% 　無 82.1%
Oosterhuis T, et al 2014 [2]	手術的治療	システマティックレビュー	2,503 (22論文)	1年	職場復帰率	積極的なリハビリテーション介入 　有 89.9% 　無 81.9%
Andersen MØ, et al 2017 [3]	手術的治療	観察研究	678	1年	職場復帰率	72%
Kerr D, et al 2015 [4]	保存的治療	観察研究	241	8年	職場復帰率	intent-to-treat 解析 73.6% as-treated 解析 79.8
Kerr D, et al 2015 [4]	手術的治療	観察研究	233	8年	職場復帰率	intent-to-treat 解析 73.6% as-treated 解析 82.5%
Huysmans E, et al 2018 [5]	手術的治療	システマティックレビュー	7,100 (63論文)	-	職場復帰率	固定術 　45.7〜90%（2〜3年） 標準的な椎間板切除術 　76.0%（1年） 　73.5%（2年） 顕微鏡下もしくは低侵襲手術 　50（1.4ヵ月）〜100%（2.8ヵ月） 　84%（2年） 内視鏡手術 　83.3〜100%（0.9〜120ヵ月）
Huysmans E, et al 2018 [5]	手術的治療	システマティックレビュー	7,100 (63論文)	-	職場復帰までの期間	0.8〜20週 標準的な椎間板切除術 　8〜111日 顕微鏡下もしくは低侵襲手術 　5.6〜140日 内視鏡下手術 　5.6〜77日
Puolakka K, et al 2008 [6]	手術的治療	観察研究	152	5年	休職, 早期退職	53%
Puolakka K, et al 2008 [6]	手術的治療	観察研究	152	5年	永続的な障害補償受給	10%
Jensen LD, et al 2011 [7]	保存的治療	観察研究	1,174	2年	就労困難※	37.7%
Jensen LD, et al 2011 [7]	手術的治療	観察研究	660	2年	就労困難※	ヘルニア摘出術 41.8% 腰椎固定術 60.5%

※復職困難：病院受診後2年以内の就労期間が40週以内

4) Kerr D, et al. What are long-term predictors of outcomes for lumbar disc herniation? a randomized and observational study. Clin Orthop Relat Res 2015; **473**(6): 1920-1930.

5) Huysmans E, et al. Return to work following surgery for lumbar radiculopathy: a systematic review. Spine J 2018; **18**(9): 1694-1714.

6) Puolakka K, et al. Risk factors for back pain-related loss of working time after surgery for lumbar disc herniation: a 5-year follow-up study. Eur Spine J 2008; **17**(3): 386-392.

7) Jensen LD, et al. Predictors of vocational prognosis after herniated lumbar disc: a two-year follow-up study of 2039 patients diagnosed at hospital. Spine (Phila Pa 1976) 2011; **36**(12): E791-E797.

8) Hussein M. Minimal incision, multifidus-sparing microendoscopic diskectomy versus conventional microdiskectomy for highly migrated intracanal lumbar disk herniations. J Am Acad Orthop Surg 2016; **24**(11): 805-813.

9) Hussein M, et al. Surgical technique and effectiveness of microendoscopic discectomy for large uncontained lumbar disc herniations: a prospective, randomized, controlled study with 8 years of follow-up. Eur Spine J 2014; **23**(9): 1992-1999.

Background Question 20

治療後にスポーツ復帰できるのはどのくらいか

要約

● プロスポーツレベルにおいて，保存的治療・外科的治療ともスポーツ復帰率は約80%以上である．
● 競技や術式によっても異なるが，競技復帰時期はアスリートにおいては1ヵ月～2.4年と報告されており，一般的なスポーツ復帰時期はおよそ2～3ヵ月（4週～6ヵ月）である．

○解説○

　腰椎椎間板ヘルニアは，青壮年期の活動性が高い患者層に罹患率が高く，スポーツ活動に伴う障害であることも多い．競技者にとっては，スポーツ復帰は重要な問題である．スポーツ活動性の高いアスリートにおいては競技復帰の時期やパフォーマンスレベルの回復は最も重要な関心事である．プロスポーツ選手もしくはエリートアスリートにおけるスポーツ復帰について検討した報告が多い．

　はじめに，腰椎椎間板ヘルニア治療後のスポーツ復帰について，手術群と保存的治療群で比較検討したシステマティックレビューの結果を表1に示す．14論文，964例の腰椎椎間板ヘルニアに罹患し治療を行ったスポーツ選手の競技復帰について検討した．対象はNational Basketball Association（NBA），National Football League（NFL），Major League Baseball（MLB），National Hockey League（NHL），アマチュアスポーツ選手である．スポーツ復帰率は外科的治療84%，保存的治療76%であり，治療による有意差はなかった[1,2,4,6,7]．競技復帰時期は1ヵ月～1年（シーズン）

表1　腰椎椎間板ヘルニア治療後のスポーツ復帰に関する採用論文のサマリー

文献	治療法	研究デザイン	対象	スポーツ	Return to sports	結果
Schroeder GD, et al 2016 [1]	保存的治療 椎間板摘出術 腰椎固定術	観察研究	87（保存31，椎間板摘出術48，腰椎固定術8）	NHL	スポーツ復帰率 スポーツ復帰時期 競技復帰レベル	85% 2.7シーズン パフォーマンススコアは復帰時に低下していたが，外科的治療・保存的治療での有意差はない．
Reiman MP, et al, 2016 [2]	保存的治療 外科的治療	システマティックレビュー	964（14論文）	NBA NHL MLB NHL アマチュアスポーツ	スポーツ復帰率 スポーツ復帰時期	外科的治療 84%（95% CI 77～90%） 保存的治療 76%（95% CI 56～92%） 1ヵ月～1年（シーズン）
Cook RW, et al 2016 [3]	外科的治療	システマティックレビュー	342	NBA NHL MLB NHL	スポーツ復帰率 スポーツ復帰時期	82% 1～15ヵ月
Gray BL, et al 2013 [4]	不明	観察研究	136	NFL	スポーツ復帰	14±70日
Watkins RG 4th, et al, 2012 [5]	顕微鏡下椎間板摘出術	観察研究	171	プロアスリート	スポーツ復帰率 スポーツ復帰時期	89.3% 5.8ヵ月
Hsu WK, et al 2011 [6]	保存的治療 椎間板摘出術	観察研究	342	プロアスリート	スポーツ復帰率 復帰後の競技継続期間	82% 3.4年
HuysmansE, et al 2018 [7]	保存的治療 手術的治療	観察研究	137	NFL	スポーツ復帰率 パフォーマンススコア	保存的治療59% 外科的治療78% 有意差なし
Overley SC, et al 2016 [8]	顕微鏡下椎間板摘出術	システマティックレビュー	558（14論文）	エリートアスリート	スポーツ復帰率 復帰後の競技継続期間	83.5% 1.2～5.2年

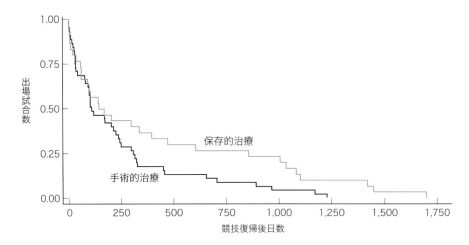

図 1　競技復帰後の出場試合数の推移
受傷前を 1 として出場試合数の減少割合を示した Kaplan-Meier 生存曲線.
（文献 6 より作成）

と開きがあった[2]．その後の競技継続期間については，競技内容や術式によっても異なるが，手術的治療のほうが競技復帰後の競技継続期間が長く[3]，復帰後の出場試合数が多かった．その他の術後スポーツ復帰指標は，競技復帰率 78 〜 89％，復帰時期 1 ヵ月〜2.4 年（シーズン），復帰後の競技継続 1.2〜5.2 年であり，競技内容や術式により結果に幅を認めたが，復帰率は総じて 80％を上回っていた[2,5,8]．またプロアスリートにおいては，競技復帰後の競技継続期間が 3.4 年との報告があり，図 1 に出場試合数の推移を保存的治療・手術的治療に分けて示す[6,8]．

　術式ごとのスポーツ復帰の推奨時期については，全スポーツ 2〜3 ヵ月，ゴルフ 4〜8 週，ノンコンタクトスポーツ 6〜8 週，コンタクトスポーツ 2〜6 ヵ月と報告されている[3]．個々の症例ごとに異なるが，一定の目安になると考えられる．

文献

1) Schroeder GD, et al. Performance-based outcomes after nonoperative treatment, discectomy, and/or fusion for a lumbar disc herniation in National Hockey League athletes. Am J Sports Med 2013; **41**(11): 2604-2608.
2) Reiman MP, et al. Return to sport after open and microdiscectomy surgery versus conservative treatment for lumbar disc herniation: a systematic review with meta-analysis. Br J Sports Med 2016; **50**(4): 221-230.
3) Cook RW, et al. Return to play after lumbar spine surgery. Clin Sports Med 2016; **35**(4): 609-619.
4) Gray BL, et al. Disc herniations in the National Football League. Spine (Phila Pa 1976) 2013; **38**(22): 1934-1938.
5) Watkins RG 4th, et al. Return-to-play outcomes after microscopic lumbar diskectomy in professional athletes. Am J Sports Med 2012; **40**(11): 2530-2535.
6) Hsu WK, et al. The professional athlete spine initiative: outcomes after lumbar disc herniation in 342 elite professional athletes. Spine J 2011; **11**(3): 180-186.
7) Huysmans E, et al. Return to work following surgery for lumbar radiculopathy: a systematic review. Spine J 2018; **18**(9): 1694-1714.
8) Overley SC, et al. Return to play in elite athletes after lumbar microdiscectomy: a meta-analysis. Spine (Phila Pa 1976) 2016; **41**(8): 713-718.

Background Question 21

手術の後療法の内容により予後は変わるか

要約

● 術後のリハビリテーションは，実施後数ヵ月の身体機能を改善させ再就労を促進する.
● 術後 1 ヵ月ではリハビリテーションの実施有無による差は認めない.
● 復職指導は就業率の向上に有効である.

○解説○

　リハビリテーションなどの術後後療法は外科的治療成績の改善に影響している可能性があるため，術後の後療法の内容による治療予後について検討した．前版発刊以降，本 BQ に関しては新たな抽出論文が得られなかったため，前版で検討した内容を再度示す.

　腰椎椎間板ヘルニア初回手術後のリハビリテーションプログラムに関して 2000 年までに発刊された論文[1] とその後の RCT から，以下のような結論が得られたと報告されている.

1. 早期リハビリテーションプログラム

　早期リハビリテーションプログラムの有無を比較した報告はない．積極的(集中的)もしくは非積極的(軽い訓練)にリハビリテーションを施行した 2 群で比較した RCT[2~4]では両群間に差はなかった．術後 2 週からの早期リハビリテーション開始と術後 6 週からリハビリテーション開始を比較した報告では Roland-Morris スコアや DRI (disability rating index)の改善率は早期リハビリテーション開始群のほうが良好であったが，就労状況では差がなかった[5]．これらの報告では早期リハビリテーションは再手術の危険因子にはなっておらず，術直後から活動を低下させる必要はないと考えられる.

2. 術後 1 ヵ月以降に開始されるリハビリテーションプログラム

　術後 4~6 週に開始されるリハビリテーションの有無による差を比較した RCT[6~8] では，運動療法は早期の疼痛と機能の改善に有効であった．理学療法士や臨床心理士，職業訓練士，ソーシャルワーカー，集中腰痛学級などによる複合リハビリテーション，集中訓練プログラムと家庭での軽いプログラムを比較した RCT が複数ある[7~11]．これらの論文では集中訓練のほうが短期的な疼痛や機能状態はよいとしているものの，長期的な疼痛や機能の改善や早期復職に関する有効性は示されていない．心理学のオペラント行動療法に基づくプログラムと通常のプログラムを比較した報告[12]でも，全般的改善度，休業率には差がなかった.

　1 年間のリハビリテーション内容を筋力強化訓練の有無により 2 群に割り付けた RCT[13] では，筋力強化訓練の効果は認められなかった．術後 1 年以降の腰椎伸展運動の有無により 2 群に割り付けた RCT[14] でも，短期的な効果しか認められなかった.

　術後に施行されるリハビリテーションプログラムは，短期的には集中的訓練実施群で機能改善が良好であるが，長期的にその効果は持続しないと報告されている[4~7]．いずれの報告でもリハビリテーションはヘルニアの再発率を増加させないことが報告されている.

3．復職指導

医療アドバイザーが個々の患者の愁訴に応じて復職を検討する消極的な復職指導と，患者と医療サイドに積極的に働きかける復職指導の2群の差を比較した質の高いRCT [15] がある．重量物の挙上や腰椎の捻りの繰り返しなどの重労働でなければ，積極的復職指導群で1年後までの再就職率が高かった．エビデンスの低い報告ではあるが術後の活動性をまったく制限せずに，可及的早期の復職を促しても合併症は増加せず，休職期間の短縮が可能であったとする報告 [16] もある．

文献

1）Ostelo RW, et al. Rehabilitation following first-time lumbar disc surgery: a systematic review within the framework of the cochrane collaboration. Spine (Phila Pa 1976) 2003; **28**(3): 209-218.

2）Kitteringham C. The effect of straight leg raise exercises after lumbar decompression surgery-A pilot study. Physiotherapy 1996; **82**(2): 115-123.

3）Kjellby-Wendt G, et al. Early active training after lumbar discectomy. A prospective, randomized, and controlled study. Spine (Phila Pa 1976) 1998; **23**(21): 2345-2351.

4）Kjellby-Wendt G, et al. Results of early active rehabilitation 5-7 years after surgical treatment for lumbar disc herniation. J Spinal Disord Tech 2002; **15**(5): 404-409.

5）Millisdotter M, et al. Early neuromuscular customized training after surgery for lumbar disc herniation: a prospective controlled study. Eur Spine J 2007; **16**(1): 19-26.

6）Dolan P, et al. Can exercise therapy improve the outcome of microdiscectomy? Spine (Phila Pa 1976) 2000; **25**(12): 1523-1532.

7）Yilmaz F, et al. Efficacy of dynamic lumbar stabilization exercise in lumbar microdiscectomy. J Rehabil Med 2003; **35**(4): 163-167.

8）Filiz M, et al. The effectiveness of exercise programmes after lumbar disc surgery: a randomized controlled study. Clin Rehabil 2005; **19**(1): 4-11.

9）Alaranta H, et al. Rehabilitation after surgery for lumbar disc herniation: results of a randomized clinical trial. Int J Rehabil Res 1986; **9**(3): 247-257.

10）Danielsen JM, et al E. Early aggressive exercise for postoperative rehabilitation after discectomy. Spine (Phila Pa 1976) 2000; **25**(8): 1015-1020.

11）Johannsen F, et al. Supervised endurance exercise training compared to home training after first lumbar diskectomy: a clinical trial. Clin Exp Rheumatol 1994; **12**(6): 609-614.

12）Ostelo RW, et al. Behavioral graded activity following first-time lumbar disc surgery: 1-year results of a randomized clinical trial. Spine (Phila Pa 1976) 2003; **28**(16): 1757-1765.

13）Hakkinen A, et al. Effects of home strength training and stretching versus stretching alone after lumbar disk surgery: a randomized study with a 1-year follow-up. Arch Phys Med Rehabil 2005; **86**(5): 865-870.

14）Manniche C, et al. Intensive dynamic back exercises with or without hyperextension in chronic back pain after surgery for lumbar disc protrusion. A clinical trial. Spine (Phila Pa 1976) 1993; **18**(5): 560-567.

15）Donceel P, et al. Return to work after surgery for lumbar disc herniation. A rehabilitation-oriented approach in insurance medicine. Spine (Phila Pa 1976) 1999; **24**(9): 872-876.

16）Carragee EJ, et al. Are postoperative activity restrictions necessary after posterior lumbar discectomy? A prospective study of outcomes in 50 consecutive cases. Spine (Phila Pa 1976) 1996; **21**(16): 1893-1897.

Background Question 22

手術成績の予後に影響を与える要因は何か

要約

● 若年，良好な心理状態であること，術前下肢痛 VAS が高い，労災関連ではないなどは手術成績を向上させる．

● 喫煙，糖尿病の併存，protrusion type，椎間板高が高い，椎間板の可動性が大きいヘルニアは，術後再発のリスクを高める．

○解説○

　手術成績に影響を与える要因については，患者背景や画像所見，心理社会的要因など様々な角度から検討がなされ，膨大なエビデンスが蓄積されている．非常に多くの要因が予後にかかわっていることがわかってきたが，ある論文では予後不良であると報告され，別の論文では関連はないと報告されることもよくある．本 BQ では，これらの論文から得られた要因を，①確実：2つ以上の質の高い研究で支持され，反証する質の高い論文がない，②ほぼ確実：2つ以上の質の高い研究で支持されているが，反証する質の高い論文が1つ存在する，③可能性あり：1つの質の高い研究で支持されている，④証拠不十分：2つ以上の質の高い研究で支持されているが，反証する質の高い論文も2つ以上存在する，の4つに分類し，検討した[1~12]．

　身体的要因としては，高齢[1]，BMI（body mass index）[1]，性別[1] と臨床成績との関連は証拠不十分であったが，若年[1,3]，短い罹病期間（6ヵ月未満）[1,4]，心理的状態が良好[1]，強い下肢痛の存在[1] は疼痛や日常生活動作などの臨床成績を向上させる確実な要因であった．社会的要因としては，病気休暇が長い症例[1] や労災関連であること[1] は確実な予後不良の要因であった．ヘルニアの形態的要因としては sequestration type[1] や extrusion type[1] はほぼ確実な予後良好，contained type[1] は確実な予後不良の要因であった．術後再発に関しては，年齢[2] や作業内容[2]，BMI[2] の影響は証拠不十分であり，喫煙[2,7,9]，protrusion type[2]，糖尿病の合併[2]，罹患椎間の椎間板高が高い[9~11]，椎間板の可動性が大きい症例[9,10] が確実な再発の要因になることが示されている．

　日本人のデータが含まれておらず，様々な術式が含まれている点は今後の課題であるが，患者選択や術前説明において有用な情報になる．今後，それぞれの要因のカットオフ値が明確となり，介入可能な要因が示されるようになれば臨床成績の向上にもつながっていく．

文献

1）Wilson CA, et al. A systematic review of preoperative predictors for postoperative clinical outcomes following lumbar discectomy. Spine J 2016; **16**(11): 1413-1422.

2）Huang W, et al. Risk factors for recurrent lumbar disc herniation: a systematic review and meta-analysis. Medicine (Baltimore) 2016; **95**(2): e2378.

3）Stromqvist F, et al. The outcome of lumbar disc herniation surgery is worse in old adults than in young adults. Acta Orthop 2016; **87**(5): 516-521.

4）Rihn JA, et al. Duration of symptoms resulting from lumbar disc herniation: effect on treatment outcomes: analysis of the Spine Patient Outcomes Research Trial (SPORT). J Bone Joint Surg Am 2011; **93**(20): 1906-1914.

5）O'Donnell JA, et al. Preoperative opioid use is a predictor of poor return to work in workers' compensation patients after lumbar diskectomy. Spine (Phila Pa 1976) 2018; **43**(8): 594-602.

6）Lurie JD, et al. Effect of expectations on treatment outcome for lumbar intervertebral disc herniation. Spine

(Phila Pa 1976) 2016; **41**(9): 803-809.

7) Miwa S, et al. Risk factors of recurrent lumbar disk herniation: a single center study and review of the literature. J Spinal Disord Tech 2015; **28**(5): E265-E269.

8) Sorlie A, et al. Modic type I changes and recovery of back pain after lumbar microdiscectomy. Eur Spine J 2012; **21**(11): 2252-2258.

9) Belykh E, et al. Preoperative estimation of disc herniation recurrence after microdiscectomy: predictive value of a multivariate model based on radiographic parameters. Spine J 2017; **17**(3): 390-400.

10) Kim KT, et al. Disc height and segmental motion as risk factors for recurrent lumbar disc herniation. Spine (Phila Pa 1976) 2009; **34**(24): 2674-2678.

11) Yaman ME, et al. Factors that influence recurrent lumbar disc herniation. Hong Kong Med J 2017; **23**(3): 258-263.

12) Martens F, et al. Patients at the highest risk for reherniation following lumbar discectomy in a multicenter randomized controlled trial. JB JS Open Access. 2018; **3**(2): e0037.

Background Question 23

術後経過に影響を及ぼす処置はあるか

要約

●術後成績向上のため，術中処置や麻酔方法の工夫，種々のデバイスの開発などが示されている．

●術後，硬膜外腔への薬物投与は短期間では治療効果がある可能性があるが，本邦では未承認な治療法が多い．

○解説○

　術後疼痛の軽減やヘルニアの再発・術後感染の予防を目的に様々な工夫が行われている．具体的には，術後疼痛軽減のための硬膜外への薬物投与やステロイド含有シートの局所投与，瘢痕形成防止を目的とした硬膜外遊離脂肪移植や癒着防止保護シートの局所投与[1～10, 19]，ヘルニア門の修復を目的とした縫合デバイスや手術椎間の安定性を目的とした棘突起間デバイスの開発[11～17]，術後感染予防のための術野への抗菌薬投与などである[18]．

　メチルプレドニゾロン，ブピバカインとフェンタニル，ネオスチグミン，メチレンブルーの硬膜外投与は RCT が行われ短期間なら効果があると報告されているが，後二者は本邦では適応となっていない．その他，ステロイド含有フィブリンシートや棘突起間デバイス，線維輪修復デバイスに関しても RCT が施行されて効果があると報告されているが，本邦では未承認であり，利益相反も含めて今後も継続的な検証が必要である．

文献

1) Celik SE, et al. Mitomycin protection of peridural fibrosis in lumbar disc surgery. J Neurosurg Spine. 2008; **9**(3): 243-248.

2) Khan ZH, et al. Post-operative pain relief following intrathecal injection of acetylcholine esterase inhibitor during lumbar disc surgery: a prospective double blind randomized study. J Clin Pharm Ther 2008; **33**(6): 669-675.

3) Farrokhi MR, et al. of methylene blue on postoperative low-back pain and functional outcomes after lumbar open discectomy: a triple-blind, randomized placebo-controlled trial. J Neurosurg Spine. 2016; **24**(1): 7-15.

4) Stienen MN, et al. Efficacy of intraoperative epidural triamcinolone application in lumbar microdiscectomy: a matched-control study. J Neurosurg Spine 2018; **28**(3): 291-299.

5) Attari MA, et al. Comparison of the effects of 3 methods of intrathecal bupivacaine, bupivacaine-fentanyl, and bupivacaine-fentanyl-magnesium sulfate on sensory motor blocks and postoperative pain in patients undergoing lumbar disk herniation surgery. J Neurosurg Anesthesiol 2016; **28**(1): 38-43.

6) Cengiz SL, et al. Efficacy of Adcon-L gel or Healon-GV in epidural fibrosis after lumbar microdiscectomy. Neurosciences (Riyadh) 2007; **12**(2): 109-113.

7) Demiroglu M, et al. The effect of systemic and regional use of magnesium sulfate on postoperative tramadol consumption in lumbar disc surgery. Biomed Res Int 2016; **2016**: 3216246.

8) Rhyne AL, et al. Oxiplex reduces leg pain, back pain, and associated symptoms after lumbar discectomy. Spine (Phila Pa 1976) 2012; **37**(8): 631-641.

9) Şahin AS, et al. A comparison of spinal anesthesia characteristics following intrathecal bupivacaine or levobupivacaine in lumbar disc surgery. Eur Spine J 2014; **23**(3): 695-700.

10) Mao S, et al. Effects of different anesthesia methods on postoperative transientneurological syndrome in patients with lumbar disc herniation. Exp Ther Med 2017; **14**(4): 3112-3116.

11) Anderson DG, et al. Cryopreserved amniotic membrane improves clinical outcomes following microdiscectomy. Clin Spine Surg 2017; **30**(9): 413-418.

12) Krappel F, et al. Herniectomy versus herniectomy with the DIAM spinal stabilization system in patients with

　　　sciatica and concomitant low back pain: results of a prospective randomized controlled multicenter trial. Eur Spine J 2017; **26**(3): 865-876.

13）Galarza M, et al. Microdiscectomy with and without insertion of interspinous device for herniated disc at the L5-S1 level. J Clin Neurosci 2014; **21**(11): 1934-1939.

14）Ledic D, et al. Effect of anular closure on disk height maintenance and reoperated recurrent herniation following lumbar diskectomy: two-year data. J Neurol Surg A Cent Eur Neurosurg 2015; **76**(3): 211-218.

15）Corrigendum to: bone-anchored annular closure following lumbar discectomy reduces risk of complications and reoperations within 90 days of discharge (Journal of pain research, (2017), 10, (2047-2055), 10.2147/JPR. S144500). J Pain Res 2017; 10(pp 2739).

16）Thomé C, et al. Annular closure in lumbar microdiscectomy for prevention of reherniation: a randomized clinical trial. Spine J 2018; **18**(12): 2278-2287.

17）Martens F, et al. Implantation of a bone-anchored annular closure device in conjunction with tubular minimally invasive discectomy for lumbar disc herniation: a retrospective study. BMC Musculoskelet Disord 2018; **19**(1): 269.

18）Kerveshi A, et al. Local irrigation of the surgical field with antibiotics in the end of procedure reduces the infection rate in herniated lumbar disc surgery. Mater Sociomed 2014; **26**(6): 398-400.

19）Masopust V, et al. Postoperative epidural fibrosis. Clin J Pain 2009; **25**(7): 600-606.

索 引

腰椎椎間板ヘルニア診療ガイドライン 2021（改訂第 3 版）

2005 年 6 月 1 日　　第 1 版第 1 刷発行	監修者　日本整形外科学会
2009 年 12月 10 日　　第 1 版第 5 刷発行	日本脊椎脊髄病学会
2015 年 4 月 20 日　　第 2 版第 1 刷発行	編集者　日本整形外科学会診療ガイ
2017 年 7 月 10 日　　第 2 版第 2 刷発行	ドライン委員会
2021 年 5 月 1 日　　改訂第 3 版発行	腰椎椎間板ヘルニア診療ガ

　　　　　イドライン策定委員会
発行者　小立健太
発行所　株式会社 南 江 堂
　　☎113-8410 東京都文京区本郷三丁目 42 番 6 号
　　☎（出版）03-3811-7236　（営業）03-3811-7239
　　ホームページ https://www.nankodo.co.jp/
　　　　　　　　　　　　　　　印刷・製本 日経印刷

Japanese Orthopaedic Association (JOA) Clinical Practice Guidelines on the Management of
Lumbar Disc Herniation, 3rd Edition
© The Japanese Orthopaedic Association, 2021

定価は表紙に表示してあります.　　　　　　　　　Printed and Bound in Japan
落丁・乱丁の場合はお取り替えいたします.　　　　ISBN978-4-524-22945-1
ご意見・お問い合わせはホームページまでお寄せください.

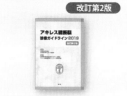

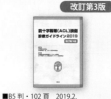

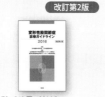